Färber

DIE EINFACHSTE AROMATHERAPIE ALLER ZEITEN

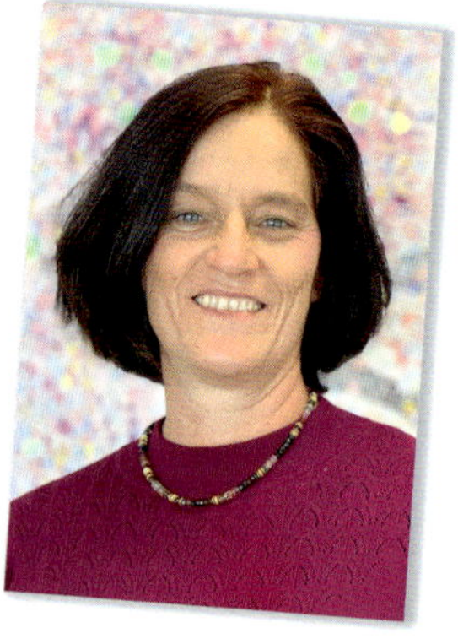

Susanna Färber ist Apothekerin und Präsidentin der Akademie der Düfte e. V. Bereits im Studium an der LMU München entdeckte sie ihre Leidenschaft und Liebe für duftende Pflanzen – dank einer Vorlesung bei Prof. Dr. Dr. Wabner, einem der führenden Experten der Aromatherapie. Mit Wabner hat sie auch nach dem Studium als Referentin viele Jahre gemeinsam Seminare gehalten. In ihrem Berufsalltag verbindet sie die klassische Aromatherapie mit ihrem pharmazeutischen Wissen und gibt als Referentin ihr Wissen in Seminaren und verschiedenen Veröffentlichungen weiter. Seit 2005 trägt sie aktiv dazu bei, dass die Aromatherapie ein fester Bestandteil der Komplementärmedizin ist. Im Vordergrund steht dabei für sie immer die Praxistauglichkeit und Anwendbarkeit – nicht nur im Apothekenalltag, sondern auch bei der Anwendung im privaten Bereich.

Das Rezept zum Coverfoto finden Sie auf Seite 110.

Susanna Färber

DIE EINFACHSTE AROMATHERAPIE ALLER ZEITEN

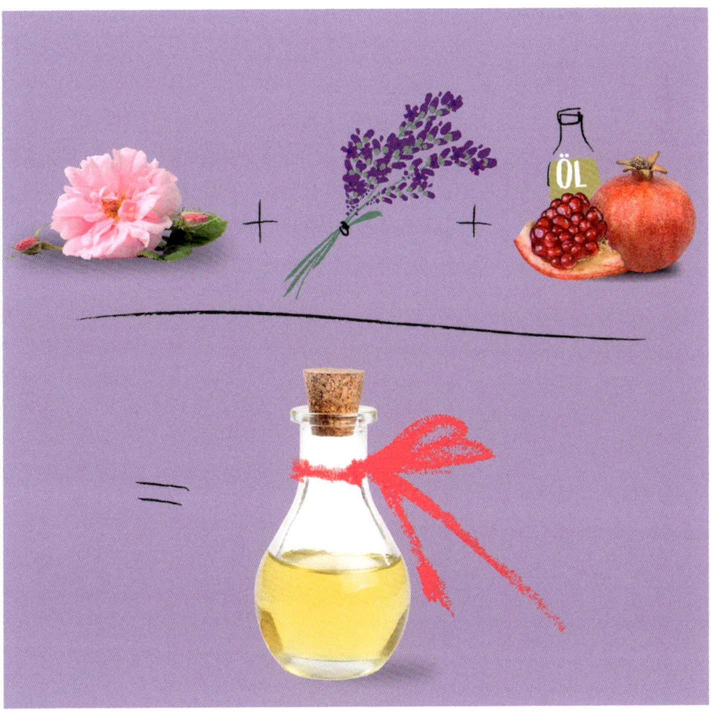

TRIAS

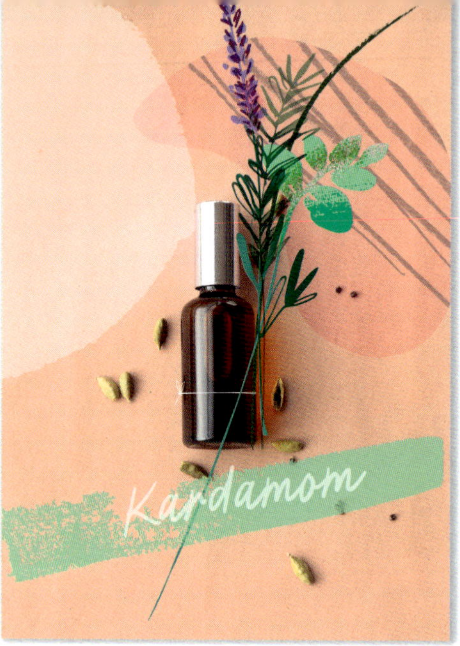
Kardamom

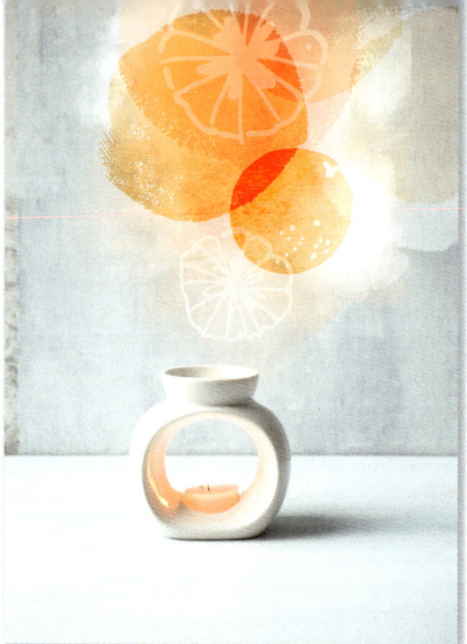

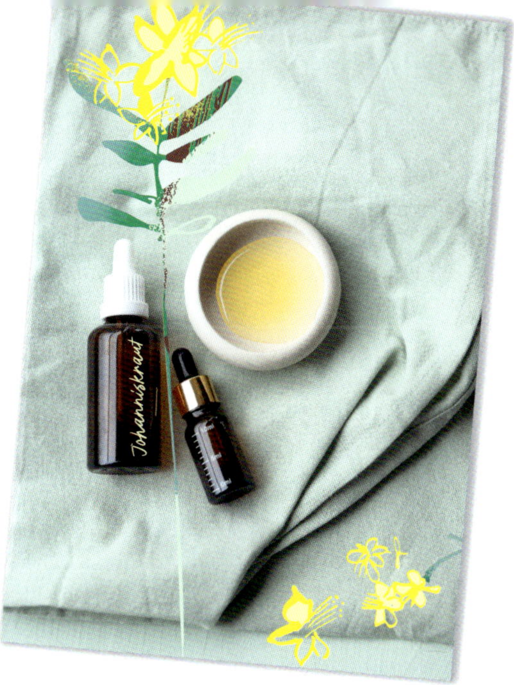
Johanniskraut

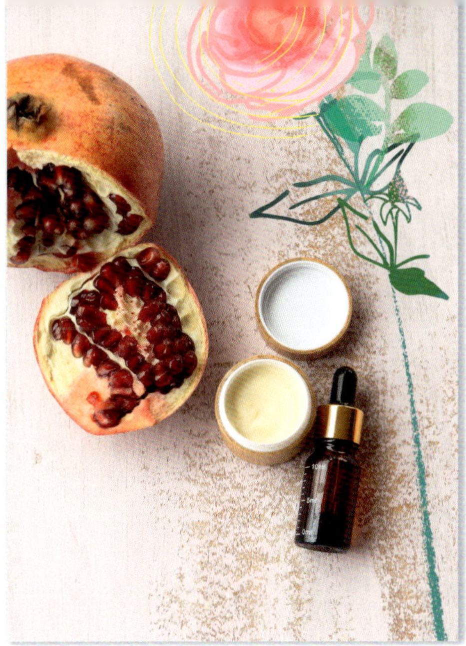

Sooooo....

EINFACH!

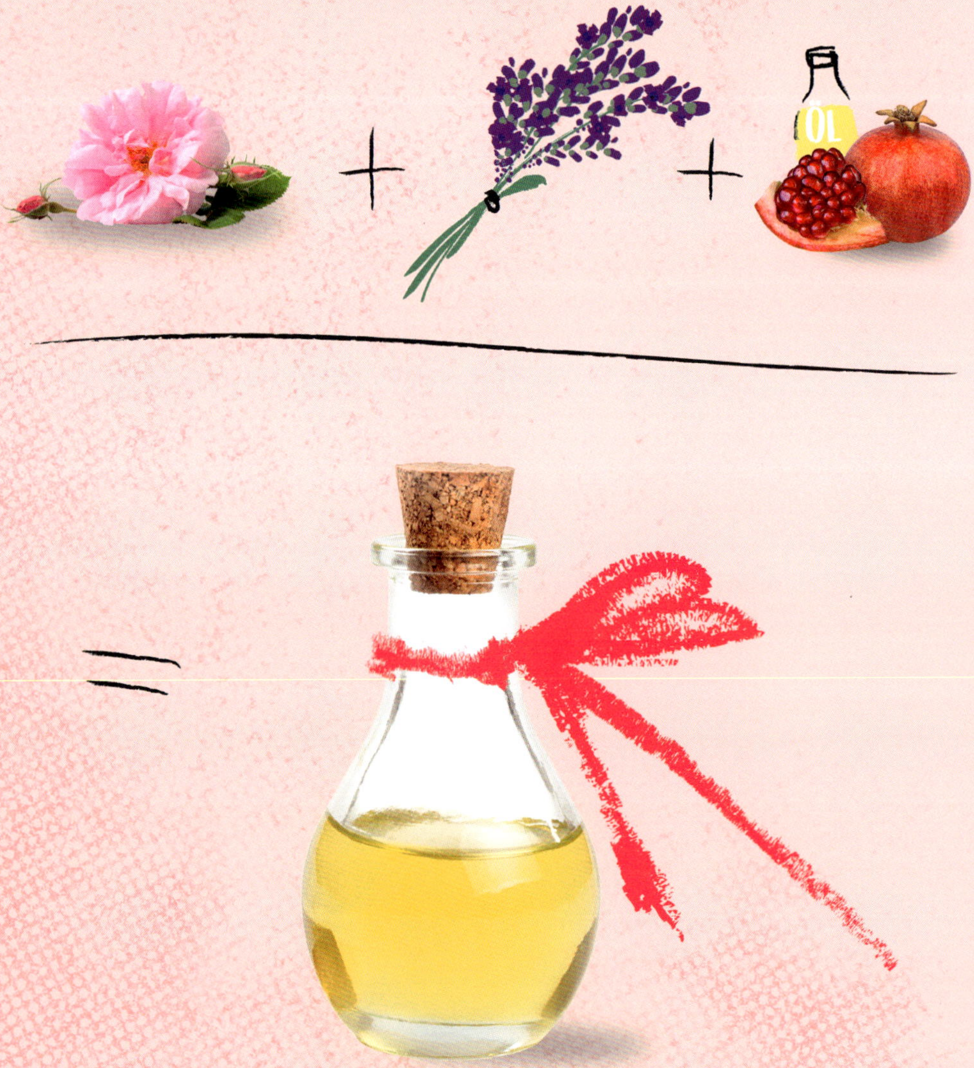

DIE MAGIE NATÜRLICHER DÜFTE

Schon seit Anbeginn der Zeit umgeben uns faszinierende Düfte. Ein Hauch von Frische nach einem Regenschauer, der vertraute Geruch von frisch gebackenem Brot oder die sanften Aromen von Blumen im Frühling. Unser Leben lang sammeln wir Dufterfahrungen, die sowohl unsere Vorlieben als auch unsere Abneigungen beeinflussen. Die Natur bietet uns eine Fülle von ätherischen Ölen, die nicht nur unseren Sinnen schmeicheln, sondern auch unsere Stimmung heben, unser Wohlbefinden steigern können und für die Hausapotheke eine große Bereicherung sein können.

Die Reaktionen auf Düfte sind unmittelbar, da Geruchsmoleküle blitzschnell Botschaften an unser Gehirn senden. Seit ich mit ätherischen Ölen arbeite, bin ich von dieser direkten Wirkung fasziniert. Für mich gehört die Aromatherapie als wesentlicher Bestandteil zur Naturheilkunde und ich vermittle in Seminaren umfangreiches Wissen zu diesem Thema. Doch auch ohne Vorwissen können Sie von den heilkräftigen Wirkungen profitieren. Das Ziel dieses Buches ist es, zu zeigen, wie uns ätherische Öle im Alltag ganz einfach bei unterschiedlichsten Themen helfen können.

Die Grundlagen zu Qualität und Anwendung finden Sie zu Beginn dieses Buches. Das Herzstück bildet jedoch eine Sammlung von praxiserprobten Rezepten zu den wichtigsten Themen der Aromatherapie-Hausapotheke. Diese sollen Sie auch zu eigenen Kreationen inspirieren! Der Quickfinder (Seite 18) hilft, bestimmte Öle in den Rezepten zu finden und zeigt weitere Anwendungsmöglichkeiten auf.

Tauchen Sie ein in die spannende Welt natürlicher Düfte und erleben Sie die Vielfältigkeit und Kraft der Natur!

Susanna Färber

WISSENSWERTES ÜBER DÜFTE

Wenn unsere Nase Düfte wahrnimmt, sind das in ganz vielen Fällen ätherische Öle. Sie stecken in den Fruchtschalen von Zitrusfrüchten, in Blättern von Bäumen wie Eukalyptus, im Kraut von Lavendel, Pfefferminze oder Rosmarin, aber auch in den Samen von Fenchel und Kardamom. Bäume wie Zeder oder Sandelholz produzieren ebenfalls Düfte – hier steckt am meisten im Holz. Nadelbäume wie die Zirbelkiefer, Tannen oder Fichten haben dagegen am meisten Duft in den Nadeln. Die Krönung bilden Blüten, die oft sehr kostbare Düfte enthalten und zu den teuersten Essenzen gehören: Rose, Neroli oder Jasmin sind die bekanntesten.

Die Natur gibt diese duftenden Stoffe der Pflanze zu ihrem Schutz, vor allem gegen Fressfeinde, gegen Hitze und gegen Kälte. Zudem duften die Pflanzen, um Insekten wie Bienen anzulocken und damit die Artvermehrung zu sichern.

Eine Besonderheit ist die leichte Flüchtigkeit der ätherischen Öle, denn sie entweichen beim Öffnen der Flasche von ganz allein und gelangen so direkt an unsere Riechsinneszellen in der Nase. Ätherische Öle bestehen aus eher kleinen Molekülen und verdunsten aus dem Fläschchen in den »Äther« – das ist ein altmodisches Wort für Himmel und der Namensgeber für die »ätherischen Öle«. Es gibt mehrere Hundert bekannte ätherische Öle, für die Aromatherapie und den täglichen Gebrauch von Düften arbeiten wir mit etwa 100 bis 150 verschiedenen Düften.

WAS IST AROMATHERAPIE?

Duftende Pflanzen und ihre Essenzen wurden schon von Anbeginn der Geschichte zum Wohle des Menschen eingesetzt, sowohl für medizinische Zwecke als auch für die Schönheit oder wegen ihres angenehmen Geruchs. Als Aromatherapie bezeichnen wir den Gebrauch ätherischer Öle für die Gesundheit, egal ob als Inhalation, Sauna, Raumduft oder Einreibung. Mittlerweile gibt es viele wissenschaftliche Anwendungsbeobachtungen und Studien, die zeigen, dass ätherische Öle bei den unterschiedlichsten Indikationen sehr hilfreich sein können.

Ob Kopfschmerz oder Schmerzen im Bewegungsapparat – hier gibt es viele Anwendungsbeobachtungen, die zeigen, dass ätherische Öle wie Pfefferminze oder Lavendel eine sinnvolle Ergänzung zur Therapie sein können. Dass ätherische Öle sich positiv auf unsere Psyche auswirken können, ist mittlerweile gut untersucht und führt zum vielfachen Einsatz bei Stress und Schlafproblemen ebenso wie zum Konzentrieren und Lernen, wie das »Dufte-Schule-Projekt« zeigen konnte. Ätherische Öle haben sich außerdem in der Erkältungszeit sehr bewährt, als Raumluftreinigung ebenso wie als ergänzende Therapie bei den wichtigsten Beschwerden Husten, Schnupfen und Heiserkeit. Bei der Hautpflege gibt es ebenfalls viele medizinische Indikationen. Aber auch die Aromapflege hat mittlerweile in vielen Bereichen Einzug gehalten, weil aromatische Anwendungen und Einreibungen sehr beliebt sind und bei vielen Menschen auch sehr regenerierend wirken können. Darüber hinaus können ätherische Öle auch für Aromamassage, Wellness und Schönheitspflege eingesetzt werden. Hinweise zu Studien finden Sie bei meinen Empfehlungen am Ende des Buches (Seite 126).

GEWINNUNG ÄTHERISCHER ÖLE

Je nach Pflanze und Pflanzenteil gibt es verschiedene Arten der Gewinnung:

Kaltpressung aus Fruchtschalen: Die Fruchtschalen von Zitrusfrüchten werden mit speziellen Maschinen möglichst kalt gepresst.

Wasserdampfdestillation: Die meisten ätherischen Öle werden durch diese traditionelle Methode gewonnen: Das Pflanzenmaterial wird in einen Kessel (Alambic) auf ein Gitter gefüllt. Von unten strömt heißer Wasserdampf durch die Pflanzen und »entreißt« die ätherischen Ölmoleküle aus der Pflanze. Zusammen mit dem Wasserdampf steigen sie nach oben und kommen dann in einen zweiten Kessel, der mit kaltem Wasser gekühlt wird. Durch die plötzliche Abkühlung passiert Kondensation. Dabei trennt sich das ätherische Öl, das in das Auffanggefäß (Florentiner Vase) fließt, vom Wasser und schwimmt obenauf. Nun kann das ätherische Öl gut vom Hydrolat getrennt werden. Beide Produkte können für die Aromatherapie verwendet werden, sind aber sehr verschieden in ihren Eigenschaften. Für die Wasserdampfdestillation ist neben der Apparatur nur heißer Wasserdampf nötig und keinerlei sonstige Zusätze!

Extraktion: Vanilleschoten, Kakaosamen oder Tonkabohnen werden in kleine Stückchen geschnitten und in Alkohol eingelegt. Das Gemisch wird einige Zeit stehen gelassen und dabei mehrfach umgerührt. In dieser Zeit nimmt der Alkohol die wertvoll duftenden Bestandteile der Pflanzen auf. Dann wird das Gemisch filtriert und der Alkohol etwas abgedampft, wobei der Alkoholgehalt reduziert wird. Bei der Qualität eines Alkoholextraktes kommt es sehr stark auf die Qualität des verwendeten Alkohols an (Industriealkohol, pflanzlicher Alkohol oder Alkohol aus Bio-Pflanzen), außerdem auf die verwendete Menge des Pflanzenmaterials und die Extraktionsdauer.

Synthetische Lösungsmittel: Es gibt einige Pflanzen, deren Düfte nicht durch die genannten Methoden gewonnen werden können, zum Beispiel Jasmin oder Magnolie. Hier werden Extraktionsverfahren eingesetzt, die mit synthetischen Lösungsmitteln arbeiten. Mit dieser Methode werden sogenannte »Absolues« gewonnen. Für eine gute Qualität sind hier viele Reinigungsschritte nötig. Um das zu prüfen, gibt es bei Qualitätsprodukten eine Rückstandkontrolle. Es sollte möglichst wenig vom verwendeten Lösungsmittel im Endprodukt vorhanden sein, zum Beispiel 5 ppm (0,000 005).

NATURIDENTISCH IST NICHT NATUR

In der heutigen Zeit ist es möglich, durch komplexe Herstellungsprozesse im Chemielabor Düfte zu 100 Prozent aus Rohstoffen wie Erdöl herzustellen. Diese sogenannten synthetischen Düfte werden auch als ätherische Öle bezeichnet, oft aber auch Aromaöle genannt. Entscheidend ist, dass synthetische Düfte niemals gleich zusammengesetzt sind wie zu 100 Prozent natürliche. Der kostbare Duft der Rose kann beispielsweise synthetisch ziemlich gut imitiert werden, sodass unsere Nase meint, echten Rosenduft zu riechen. Bei einer genauen Analyse im Labor kann aber zweifelsfrei nachgewiesen werden, dass der Duft nicht aus Rosen gewonnen wurde.

Für naturidentische Düfte werden im Chemielabor einige im Naturduft vorkommende Moleküle hergestellt, die den ähnlichen Duft ausmachen. Die Eigenschaften eines synthetischen oder naturidentischen Duftes sind deshalb niemals vergleichbar mit den Wirkungen eines Naturduftes. Für die Aromatherapie sind nur zu 100 Prozent naturreine Düfte empfehlenswert.

QUALITÄTSKRITERIEN BEIM EINKAUF

Kaufen Sie nur 100 Prozent naturreine ätherische Öle, die entweder durch Wasserdampfdestillation, Kaltpressung oder Extraktion gewonnen wurden. Die ätherischen Öle müssen frei von tierischen Bestandteilen oder synthetischen Zusätzen sein und dürfen wirklich nur die Bestandteile enthalten, die auf dem Etikett angegeben sind. Für eine genaue Zuordnung ist die korrekte botanische Bezeichnung eine der wichtigsten Informationen. Weitere Details finden Sie in der folgenden Übersicht.

Auf der Suche nach wirklich guter Qualität hilft oft auch ein Blick auf die Firmenpräsentation. Fragen wie Nachhaltigkeit und Transparenz sollten nicht nur auf dem Papier beantwortet werden, sondern auch wirklich gelebt werden. Je mehr Regionalität, desto besser: Lange Transportwege sind bei ätherischen Ölen nicht immer vermeidbar – Vanille oder Lemongras wachsen nicht in Europa. Je näher die Abfüllung am Verbraucher liegt, desto mehr CO_2 wird eingespart, deshalb benutze ich ätherische Öle von deutschen Herstellern.

Bevorzugen Sie unbedingt Öle aus kontrolliert biologischem Anbau, das ist ein großer Gewinn für Verbraucher, Produzent und die Natur. Oft hilft vor dem Kauf ein Schnuppertest, um zu prüfen, ob das Öl auch wirklich gut riecht. Ich empfehle außerdem, ätherische Öle in Geschäften zu kaufen, in denen Sie eine kompetente Beratung bekommen, beispielsweise in auf Aromatherapie spezialisierten Apotheken.

Der Hersteller entscheidet, welche Anwendungsart beim jeweiligen Produkt im Vordergrund steht, und bringt es dann als Kosmetikum, Lebensmittel, Arzneimittel oder als Bedarfsgegenstand in den Handel. Die Produkte müssen dann nach den jeweiligen Bestimmungen verpackt und etikettiert werden.

Kosmetische Öle:

- Anwendungshinweis als Kosmetikum
- Dosierung
- Ingredients (INCI) und deklarierungspflichtige Riechstoffe
- Mindesthaltbarkeitsdatum (MHD) oder Tiegelregelung (Die Angabe 8M im Tiegel bedeutet, dass das Produkt nach dem ersten Öffnen mindestens acht Monate benutzt werden kann. Oft hat es aber noch viel länger eine gute Qualität.)

Vor allem bei Mischungen ist es wichtig, zu wissen, dass das Wort »parfum« in der INCI bedeutet, dass sich Düfte im Produkt befinden. Es gibt aber keine Unterscheidung, ob diese natürlich oder synthetisch sind. Zur Orientierung können Naturkosmetik-Siegel wie das BDIH-Logo oder das natrue-Logo dienen. Wer wirklich Bio will, muss aber darauf achten, dass es sich nicht nur um Naturkosmetik, sondern um Biokosmetik handelt. Achten Sie dabei auf unabhängige Siegel.

WAS SOLLTE AUF DEM ETIKETT STEHEN?

Folgende Angaben sollten enthalten sein:

- Stammpflanze
- botanischer Name
- verwendeter Pflanzenteil
- Herkunftsland
- Gewinnungsart
- Anbauweise oder Wildsammlung
- Warnhinweise
- Chargen-Nr.
- Herstellerangaben

Zudem sollte das Fläschchen einen Kindersicherheitsverschluss haben.

Lebensmittel:

- Dosierungshinweis in Speisen
- Mindesthaltbarkeitsdatum
- größtmögliche Reinheit, am besten aus kontrolliert biologischem Anbau oder Demeter-Anbau mit Bio-Lebensmittelsiegel

Arzneimittel:

- Beipackzettel mit Anwendung, Dosierung, Warnhinweisen und unerwünschten Wirkungen
- Arzneimittelproduktion wird streng überwacht.

Bedarfs- und Gebrauchsgegenstände (beispielsweise Raumsprays):

- Anwendungshinweis
- Warnzeichen optisch und tastbar
- UFI-Sicherheitscode

AUFNAHME DER DÜFTE IN DEN KÖRPER

Wir nehmen Düfte auf verschiedene Weise auf:

Riechen: Wenn wir in Kontakt mit ätherischen Ölen kommen, steigen die relativ kleinen Duftmoleküle in Sekundenbruchteilen direkt in unsere Nase. Dort werden sie nach dem Schlüssel-Schloss-Prinzip am Geruchsrezeptor aufgenommen und in einen elektrischen Impuls umgewandelt, der dann Signale ans Gehirn gibt. Vor allem im limbischen System, wo unsere Gefühlswelt zu Hause ist, werden Erinnerungen an frühere Dufterlebnisse gespeichert. Wenn wir einen Duft riechen, ist das jeweilige Erleben deshalb sehr individuell. Im Körper werden die Reaktionen auf einen Duft durch Neurotransmitter weitergegeben: Endorphine, die sogenannten Glücksbotenstoffe, bewirken beispielsweise eine positive Stimmung oder sogar ein Glücksgefühl. Die gleichen Botenstoffe helfen dem Körper auch, Schmerz weniger stark zu empfinden. Wir sehen an diesem Beispiel, wie weitreichend ätherische Öle wirken können. Andere Botenstoffe aktivieren Konzentration, Aktivität oder Entspannung und Schlaf.

Inhalieren: Beim intensiven Einatmen, auch Inhalieren genannt, gelangen die Duftmoleküle auch über unser Atemsystem in den Körper und schließlich sogar in die Blutbahn, wo dann schleimlösende oder desinfizierende Eigenschaften bewirkt werden können.

Aromamassage und Hautpflege: Ätherische Öle sind lipophil (fettliebend) und mischen sich deshalb nicht in Wasser, aber mit fetten Basisölen. Dadurch gelangen sie gut durch die Haut in den Körper, egal ob aus dem Massageöl oder dem Bad. Bei dieser Anwendungsart ist es wichtig, die Öle immer gut zu verdünnen und sie bis auf wenige Ausnahmen wie Lavendel niemals pur auf der Haut zu verwenden. Auch im Bad brauchen wir Lösungsvermittler, sogenannte Emulgatoren, damit sich das Öl gut im Wasser verteilt.

Einnahme: Bei der Einnahme sollten wir besonders gut auf optimale Qualität achten. Nehmen Sie auf gar keinen Fall Bedarfsgegenstände, zum Beispiel Produkte zur Raumbeduftung, ein. Die meisten ätherischen Öle schmecken eher unangenehm und bitter. Wenn Sie sie innerlich anwenden, mischen Sie sie am besten mit einem

Löffel Honig, Sirup oder Salatöl und belassen das Gemisch für einige Minuten im Mund. So gelangen die Inhaltsstoffe gut in den Körper und schmecken besser.

ANWENDUNGSARTEN UND DOSIERUNG

Entsprechend den Aufnahmewegen in den Körper unterscheiden sich auch die Anwendungsarten. Für eine sichere Anwendung ist es wichtig, sich bei der Dosierung immer an seriösen Quellen zu orientieren. Leider kursieren eine Menge Anwendungstipps und Rezepte, die aus Sicht verantwortungsvoller Aromatherapeuten nicht empfehlenswert sind. Beim Erstellen eigener Rezepte können die Rezepte in diesem Buch eine gute Orientierung sein.

Raumbeduftung: Geben Sie einige Tropfen ätherisches Öl in ein geeignetes Duftgerät und schon kann der Genuss beginnen. Für einen Raum von etwa 20 m^2 verwenden Sie etwa 5 bis 12 Tropfen Duft. Wenn Sie es als sehr angenehm empfinden, kann die Menge auch etwas gesteigert werden. Ich empfehle immer, erstmal vorsichtig auszuprobieren, wie der Duft im Raum wirkt.

Für die Raumbeduftung gibt es verschiedene Möglichkeiten:

- Am einfachsten ist es, ein paar Tropfen auf einen Duftstein oder ein Duftvlies zu geben. Für den ersten Einstieg funktioniert auch ein Taschentuch. Der Duft verteilt sich im Umkreis von etwa 1 bis 2 Metern. Diese Methode ist auf dem Nachttisch oder Schreibtisch durchaus praktisch.
- Duftlampen sind preiswert, haben aber den Nachteil, dass sie eine offene Kerzenflamme haben und das Öl oft zu sehr erhitzen. Reinigen Sie Ihre Duftlampe regelmäßig.
- Thermoduftsteine funktionieren wie eine Duftlampe, haben aber einen Thermostat und sind deshalb sicherer.
- Aromastream-Geräte verwirbeln die Düfte mit einem Ventilator in die Luft und sind praktisch und schnell zu bedienen. Das Öl wird auf Pads oder Holzkugeln geträufelt und so im Raum verteilt. Es gibt auch Geräte mit Akku, die ohne direkte Stromverbindung benutzt werden können.
- Ultraschall-Vernebler sind besonders geeignet, wenn Sie zum Duft auch noch Ambiente durch Lichteffekte wünschen. Hier gibt es große Unterschiede in der Größe der Wasserkammer: Je größer sie ist, desto länger kann das Gerät betrie-

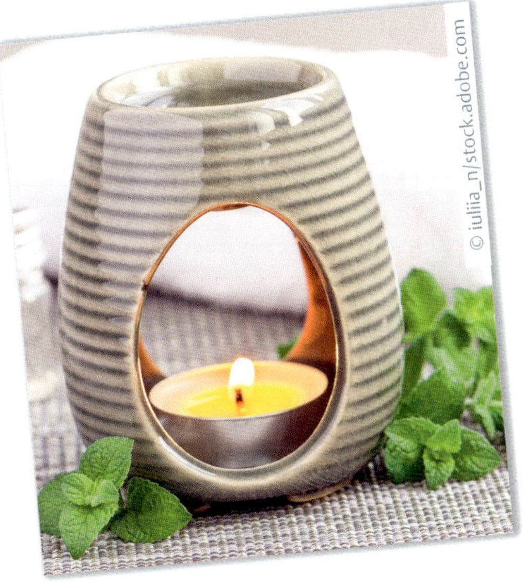

ben werden, ohne sich darum kümmern zu müssen. Außerdem gibt es einige Geräte, die auch Naturmaterialien wie Holz oder Glas verwenden, was ein optischer Vorteil sein kann.

- Raumsprays sind die Turbos unter den Duftverteilern. Im Fläschchen befindet sich der Duft verdünnt mit Alkohol. Bei jedem Sprühstoß gelangt der Duft direkt dahin, wo wir ihn haben wollen, beispielsweise den Lavendel im Schlafzimmer.
- Raumduft-Stäbchen sind sehr bequem für diejenigen, die den Duft genießen wollen, ohne sich dauernd darum zu kümmern. Die Flasche wird aktiviert und verströmt dann den Duft von ganz allein. Allerdings enthalten die meisten Flaschen nur synthetische Düfte, auch wenn die Werbung anderes verspricht. Also wie immer genau auf die Qualität achten und am besten Produkte aus Bio- oder Demeter-Anbau kaufen. Es gibt auch patentierte Raumduftobjekte, die nicht so leicht auslaufen, was einen besonderen Schutz darstellt.

Rezeptbeispiele: Wohlfühl-Raumduft mit Bitterorange (Seite 44) und Gute-Laune-Raumduft (Seite 56).

Hautpflege und Aromamassage: Ätherische Öle sind Konzentrate, die zur Hautpflege, aber auch für die Aromamassage immer gut mit Basisgrundlagen wie Basisölen, natürlichen Cremes oder Lotionen verdünnt werden. Basisöle für die Schönheitspflege sind zum Beispiel Aprikosenkernöl, Jojobaöl, Hagebuttenkernöl und Granatapfelsamenöl. Für die Pflege empfindlicher Haut sind Hanföl oder Nachtkerzenöl besonders geeignet. Für die medizinische Anwendung

Dosierung von ätherischen Ölen

Maximale Dosis in %		10 ml Gesamtmenge	50 ml Gesamtmenge	100 ml Gesamtmenge
0,5 %	Für Babys und sehr empfindliche Haut	1 Tr	5 Tr	10 Tr
1 %	Für empfindliche Haut und Kleinkinder	2 Tr	10 Tr	20 Tr
1,5 %	Für Kinder und Schwangere	3 Tr	15 Tr	30 Tr
2 %	Für regelmäßige und großflächige Anwendungen	4 Tr	20 Tr	40 Tr
3 %	Für unkomplizierte Haut bei gut verträglichen Ölen	5 Tr	25 Tr	50 Tr

sind Arnika- und Johanniskrautöl sowie das wertvolle Sanddornfruchtfleischöl besonders beliebt.

Zu Anfang empfiehlt es sich, 2–3 Esslöffel (EL) Basisöl in eine leere Glasschale zu gießen und etwa 5 Tropfen (TR) der gewünschten Essenz dazuzugeben. Dieses Gemisch können Sie so, oder sanft angewärmt, auf die Haut geben, verteilen und einmassieren.

Möchten Sie Massageöle öfter benutzen, wählen Sie – wie auch in den Rezepten angegeben – 50-ml-Flaschen und befüllen Sie sie mit Basisöl. Geben Sie dann die ätherischen Öle dazu. Gut schütteln, etikettieren und fertig ist der Aromagenuss.

Für die Dosierung in verschiedenen Flaschengrößen kann die Dosierungstabelle (links) hilfreich sein. Allerdings dienen diese Angaben nur der Orientierung. Die Tropfenzahl variiert bei verschiedenen Ölen, da sie nicht die gleichen physikalischen Eigenschaften besitzen. Ganz wichtig für die richtige Dosierung ist auch die Stärke und Verträglichkeit der Öle. Je milder und hautfreundlicher ein Öl ist, desto höher kann es dosiert werden. Bei hautreizenden Ölen kann auch schon eine niedrige Dosierung zu viel sein (siehe Unerwünschte Wirkungen, Seite 17).

Rezeptbeispiele: Wacholder-Arnika-Einreibung (Seite 32) und Rose-Granatapfel-Öl (Seite 110).

Aromabad: Da sich ätherische Öle nicht mit Wasser verbinden, müssen sie mit einem Lösungsvermittler (Emulgator) verrührt

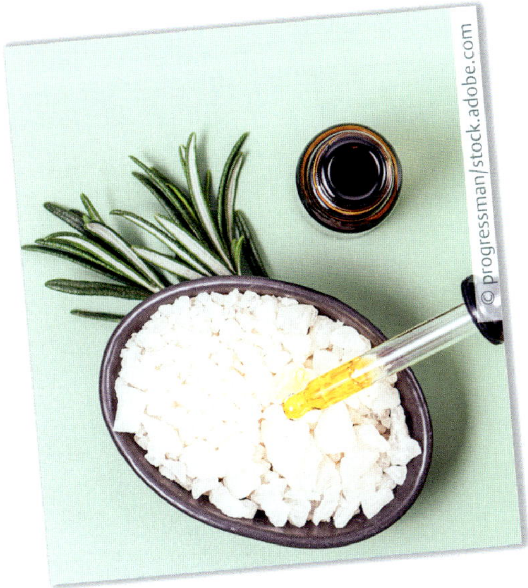

werden, bevor sie dem Badewasser zugegeben werden. Am besten eignen sich dafür natürliche, duftfreie Basisgrundlagen, die im Handel unter Namen wie »duftfreies Neutralölbad« oder »Basisölbad« angeboten werden. Für den Hausgebrauch können Sie die ätherischen Öle auch in frischer Milch, Sahne oder Honig lösen oder auf Meersalz tropfen – so wie sie Aphrodite schon vor fast 5 000 Jahren für ihre Schönheit und Gesundheit angewendet hat. Wichtig ist hierbei nur, dass das Öl gut mit dem Träger verrührt wird und dass Sie diese Mischung erst dem Badewasser zugeben, wenn die Wanne fertig befüllt ist. Am besten verteilen Sie sie mit der Brause noch etwas auf der Oberfläche.

Für ein Vollbad Ihrer Wahl dosieren Sie 10–15 Tropfen (TR) der entsprechenden Essenz auf 1–3 Esslöffel (EL) einer Trägergrundlage.

Rezeptbeispiel: Beruhigendes Rosen-Bad (Seite 68).

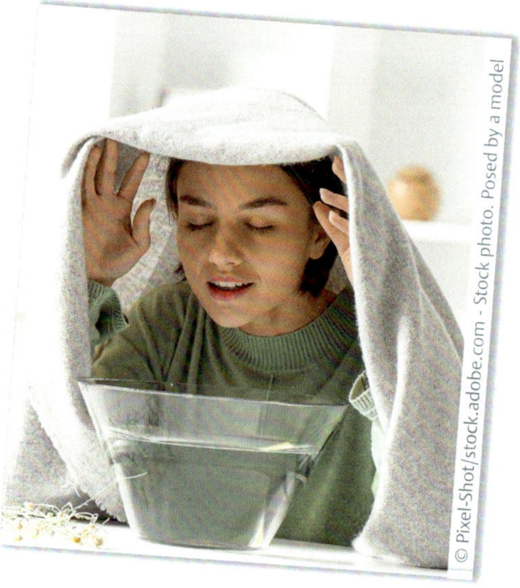

Inhalation: Die feuchte Inhalation ist eine bewährte Methode in der Erkältungszeit, wird aber auch für die Hautpflege verwendet. Auf 1 Teelöffel (TL) Salz oder 1 Esslöffel (EL) Kamillenblüten 3–5 Tropfen (TR) ätherisches Öl tropfen und mit 1 Liter heißem oder warmem Wasser, je nach Indikation, aufgießen. Den Kopf mit einem Handtuch abgedeckt darüberhalten und die Dämpfe für 10–15 Minuten entspannt einatmen.

WICHTIG BEI DER AUFBEWAHRUNG ÄTHERISCHER ÖLE

Setzen Sie die Essenzen keinem direkten Sonnenlicht aus. Sie sollten außerdem möglichst kühl gelagert werden. Bewahren Sie sie an einem für Kinder unzugänglichen Ort auf.

Rezeptbeispiele: Eukalyptus-Inhalation (Seite 76) und Inhalation mit Pfefferminze (Seite 78).

Einnahme: Da ätherische Öle Konzentrate sind, werden sie nicht pur in den Mund getropft, sondern auch mit Basisöl verdünnt. Sanddornfruchtfleischöl ist besonders mild und für diese Anwendung gut geeignet, da es durch den fruchtigen Geschmack die bittere Note gut neutralisiert. Tropfen Sie das ätherische Öl am besten auf einen Löffel mit Basisöl, nehmen Sie es in den Mund und bewegen Sie es noch einige Minuten hin und her, bevor Sie es hinunterschlucken. So kann das ätherische Öl gut über die Mundschleimhaut aufgenommen werden. Da ätherische Öle Konzentrate sind, werden zur innerlichen Einnahme meist nur 1–2 Tropfen verwendet.

Rezeptbeispiel: Heiße Tasse »Lavendel« (Seite 64).

Aromaküche: Ätherische Öle schmecken meist eher herb oder bitter und sind pur deshalb gar nicht so beliebt. In der Verdünnung mit einem Esslöffel Olivenöl sieht das aber schon wieder ganz anders aus und kann im Salat sehr lecker schmecken. Die Kunst bei der Verwendung ätherischer Öle zum Aromatisieren von Speisen und Getränken besteht also darin, die Essenzen ganz niedrig zu dosieren und immer gut darin zu verteilen, zum Beispiel in Olivenöl, Honig, Sirup, Sahne usw.

Rezeptbeispiel: Rosendessert mit Mango (Seite 66).

UNERWÜNSCHTE WIRKUNGEN UND WARNHINWEISE

Im Großen und Ganzen sind naturreine ätherische Öle gut verträglich, sofern sie in der richtigen Dosierung verwendet werden. Vor allem für Babys, Kleinkinder, Schwangere und schwer kranke Menschen sollte die Ölauswahl immer besonders sorgfältig erfolgen. Halten Sie im Zweifelsfall immer Rücksprache mit Ihrem naturheilkundlichen Arzt oder Ihrer Apothekerin. Die Rezepte in diesem Buch sind für Erwachsene dosiert, einige können durch eine niedrige Dosierung auch für Kinder bzw. Schwangere angepasst werden (siehe Tabelle, Seite 14). Bitte prüfen Sie immer, ob alle Öle für Kinder bzw. Schwangere geeignet sind.

Kinder: Für Kinder sollten Sie immer besonders milde Öle verwenden und sie niedriger dosieren als für Erwachsene: 10 % für Babys, 25 % für Kleinkinder und 50 % für Schulkinder. Folgende Öle bitte nicht für Kinder verwenden: Kampher, Ysop, Wintergrün. Folgende Öle nicht für Babys und Kinder bis 3 Jahre verwenden: Eukalyptus, Kampher, Oregano, Pfefferminze, Salbei, Ysop, Wintergrün.

Schwangere: Für Schwangere empfiehlt es sich, ungefähr die Hälfte der normalen Erwachsenen-Dosierung zu verwenden. Folgende Öle bitte außer zur Raumbeduftung nicht einsetzen oder wenn dann nur nach fachlicher Rücksprache: Anis, Bergbohnenkraut, Cajeput, Fenchel, Kampher, Muskatellersalbei, Nelke, Niauli, Salbei, Schafgarbe, Ysop, Wacholder, Wintergrün, Zimt.

Hautfreundliche Öle: Cajeput, Cistrose, Kamille blau, Kamille römisch, Karottensamen, Kardamom, Lavendel, Magnolie, Majoran, Manuka, Muskateller Salbei, Myrrhe, Neroli, Niaouli, Patchouli, Ravintsara, Rose, Rosengeranie, Rosenholz, Sandelholz, Teebaum, Vetiver, Weihrauch, Ylang Ylang, Zeder, Zypresse. Diese Öle sind in den empfohlenen Dosierungen besonders empfehlenswert für die Anwendung auf der Haut.

Hautreizende Öle: Bergbohnenkraut, Eisenkraut, Nelke, Oregano, roter Thymian, Zimt, Zitrusöle wie Bergamotte, Bitterorange, Limette, Mandarine, Zitrone. Pfefferminze und andere Minzen sind eigentlich nicht hautreizend, kühlen aber die Haut und sollten deshalb nicht im Bad verwendet werden. All diese Öle sollten bei empfindlicher Haut am besten gar nicht verwendet bzw. nur ganz niedrig dosiert werden. Auch für normale Hauttypen bitte nur niedrig dosiert einsetzen.

Welches Öl ist wofür gut?

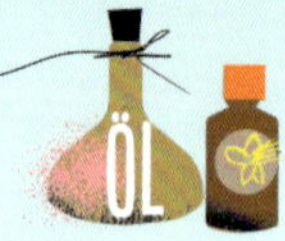

Name	Botanischer Name	Wofür?	Rezepte
Angelika	Angelika archangelica	Schnupfen, Abwehrkräfte, Magen und Verdauung	Seite 80
Basilikum	Ocimum basilicum	Stress, Motivationslosigkeit, Magen und Verdauung	Seite 54, 62
Bergamotte	Citrus bergamia	Trauer, Niedergeschlagenheit, Schlafprobleme	Seite 50
Bitterorange	Citrus aurantium var. amara	Stress, Mutlosigkeit, Antriebslosigkeit	Seite 44, 60
Cajeput	Melaleuca cajuputi	Erkältungszeit, Husten, Ohrenschmerz	Seite 32, 92
Cistrose	Cistus ladaniferus	Hautpflege, Neurodermitis, Aufregung, Unruhe	Seite 70, 106
Eukalyptus	Eucalyptus globulus	Husten, Sinusitis, Gelenkschmerz	Seite 36, 40, 76, 88, 94
Grapefruit	Citrus paradisi	für mehr Euphorie und Motivation	Seite 30, 56, 58, 96, 98
Jasmin	Jasminum grandiflorum	Erotik, Schlaf, Verspannungen	Seite 22
Kardamom	Elettaria cardamomum	Verdauungsbeschwerden, Unruhe, Stress	Seite 42, 90
Kiefernnadel	Pinus sylvestris	Erkältungszeit, Kraftlosigkeit, Sauna, Sportler	Seite 96
Lavendel	Lavandula angustifolia	Schlafprobleme, Hautpflege, Erste-Hilfe-Öl	S. 22-26, 30, 34, 38-46, 52, 58, 62, 64, 68, 70, 71, 80, 82, 92, 100-106, 109, 110, 114, 118
Limette	Citrus aurantifolia	Energielosigkeit, Müdigkeit, Verdauungsprobleme	Seite 56, 66, 90
Majoran	Origanum majorana	Magenschmerzen, Unruhe, Kopfschmerz	Seite 22, 26, 34, 80
Mandarine	Citrus reticulata	Lustlosigkeit, Aufregung, Unruhe	Seite 22, 42, 52, 98
Manuka	Leptospermum scoparium	Hautpflege, Fußpilz, Nervosität, Aufregung	Seite 118, 120
Melisse	Melissa officinalis	Aufregung, Schlafprobleme, Herpes	Seite 116
Nanaminze	Mentha spicata var. crispa	Mundpflege, Frische, Aktivität	Seite 26, 88
Neroli	Citrus aurantium var. amara	Aufregung, Unruhe, Schönheitspflege	Seite 46, 48, 50, 60
Orange	Citrus sinensis	Motivationslosigkeit, für mehr gute Laune	Seite 50
Oregano	Origanum vulgare	Verdauungsbeschwerden, Desinfektion	Seite 94
Pfefferminze	Mentha piperita	Mundpflege, Frische, Aktivität	Seite 28, 78, 90
Ravintsara	Cinnamomum camphora	Erkältungszeit, Grippe, Hautpflege	Seite 74, 86, 88
Rose	Rosa damascena	Schönheitspflege, Harmonie, Hautregeneration	Seite 66, 68, 103, 106, 110, 112, 114
Rosmarin	Rosmarinus officinalis ct. Cineol	Aktivität, Sport, schwere Beine	Seite 30, 32, 36

Name	Botanischer Name	Wofür?	Rezepte
Sandelholz	Santalum spicatum	Hautpflege, Meditation,	Seite 38, 44, 52, 112
Teebaum	Melaleuca alternifolia	Erkältungszeit, Desinfektion, Herpes, Fußpilz	Seite 82, 84, 88, 103, 116, 118, 120
Tonka	Dipteryx odorata	Besänftigung, Schutz	Seite 98
Wacholder	Juniperus communis	Sport, Bewegungsapparat, Verdauung	Seite 32
Wintergrün	Gaultheria procumbens	Schmerz, Ischias, Sport	Seite 34, 36
Zeder	Cedrus atlantica	Stärke, Rekonvaleszenz, Ruhe, Besonnenheit	Seite 60, 70, 72, 96
Zirbelkiefer	Pinus cembra	Durchsetzungsvermögen, Kraft, Energie	Seite 92, 96
Zitrone	Citrus limon	Frische, Aktivität, Lernen, Konzentration	Seite 54, 56, 58, 72, 74
Zitronenmyrte	Backhousia citriodora	Frische, Raumluftreinigung, Motivation	Seite 72

Basis- 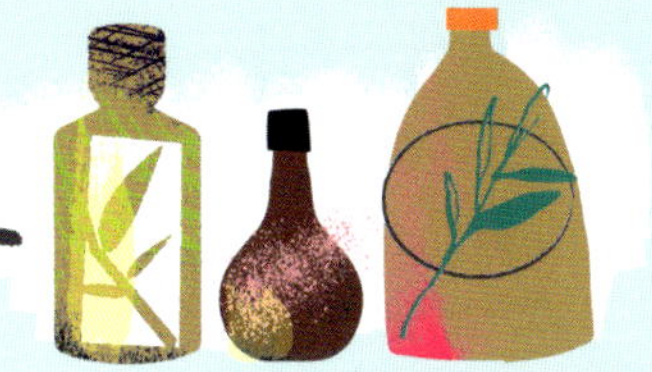 öle

Name	Botanischer Name	Wofür?	Rezepte
Aprikosenkern	Prunus armeniaca	Massage, Hautpflege	Seite 46
Arnika	Arnica montana	Bewegungsapparat, Schmerz	Seite 30, 32, 36
Granatapfelsamen	Punica granatum	Schönheitspflege, Anti-Falten	Seite 110, 114
Hagebuttenkern	Rosa canina	Schönheitspflege, Altersflecken	Seite 112
Hanf	Cannabis sativa	Pflege für empfindliche und gereizte Haut	Seite 90, 92, 118
Johanniskraut	Hypericum perforatum	Bewegungsapparat, Hautpflege, Unruhe	Seite 22, 34, 38, 42, 52, 80, 82, 102
Jojoba	Simmondsia chinensis	Regeneration für trockene und fettige Haut	Seite 26, 116, 120
Nachtkerze	Oenotheria biennis	Pflege für empfindliche und gereizte Haut	Seite 106
Sanddornfruchtfleisch	Hippophae rhamnoides	Mundpflege, Hautregeneration	Seite 90
Sheabutter	Butyrospermum parkii	Grundlage für Cremes	Seite 34, 80, 114

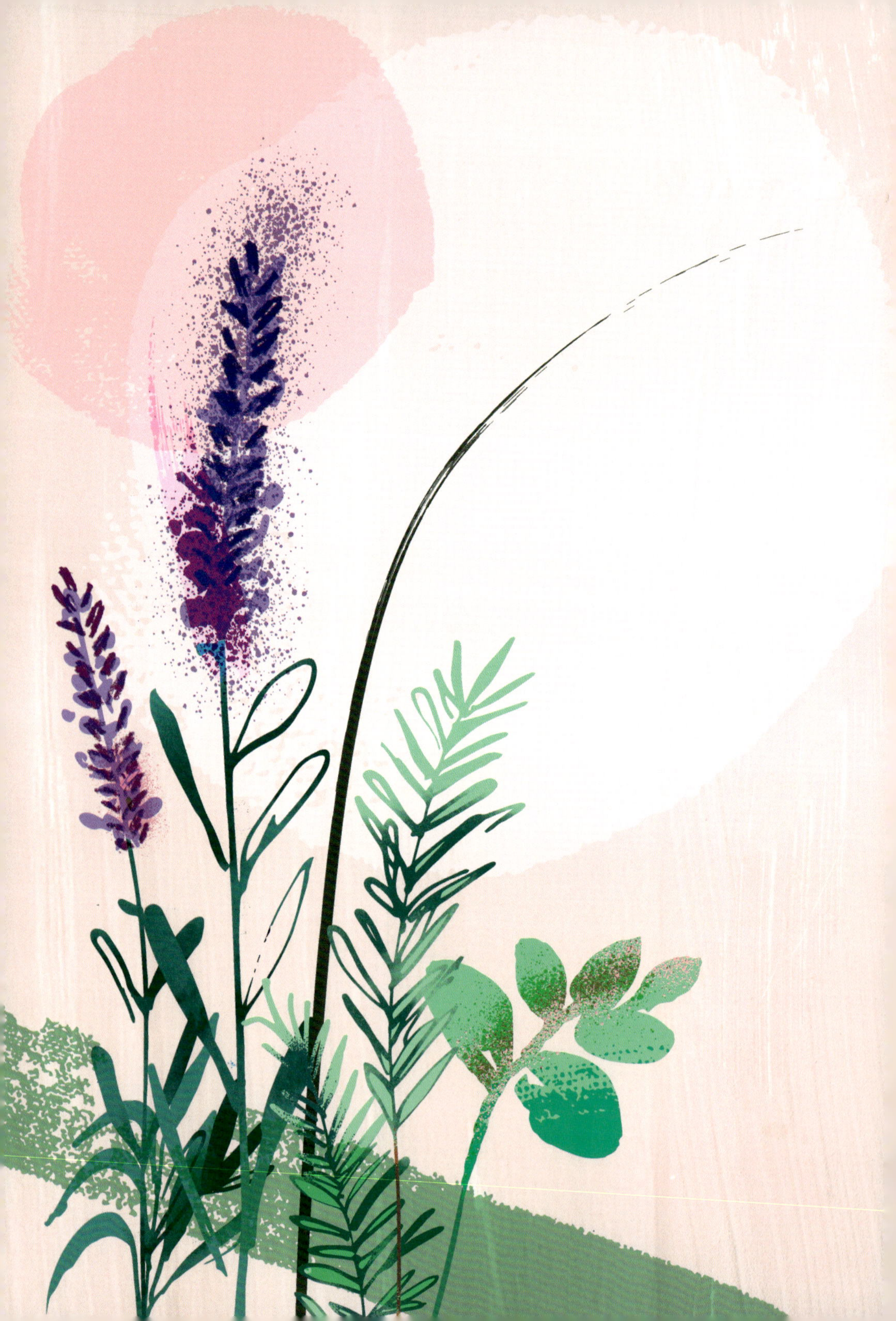

Die REZEPTE

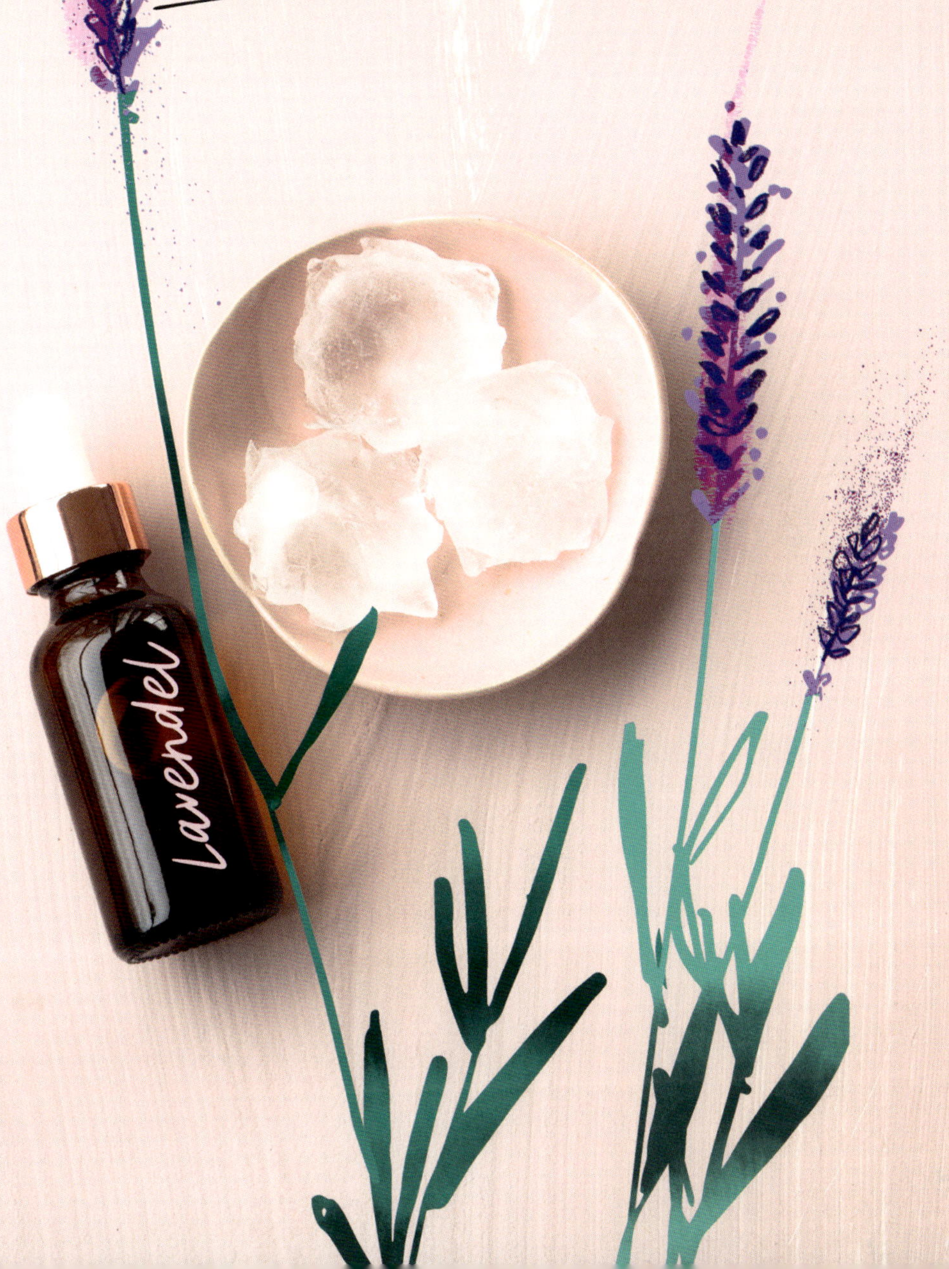

JASMIN-MASSAGEÖL

BEI NACKENVERSPANNUNG

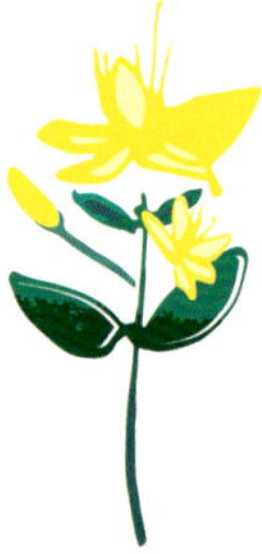

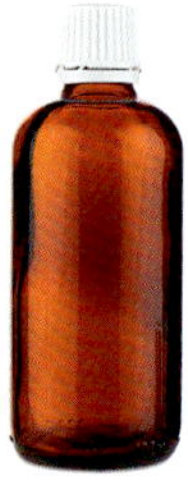

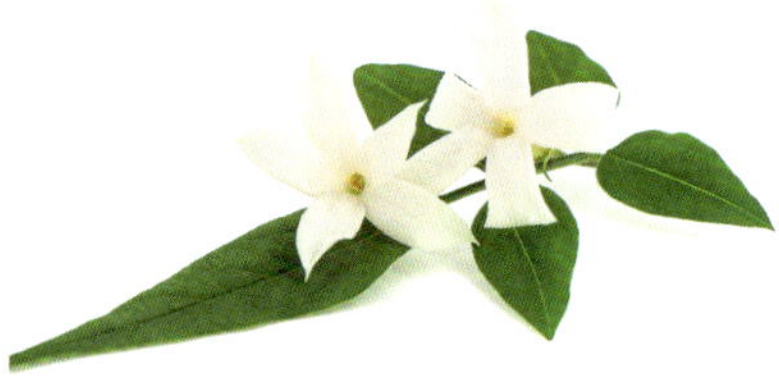

50 ml JOHANNISKRAUTÖL — *1* BRAUNGLASFLASCHE, 50 ML — *8 TR* JASMINÖL 2 %

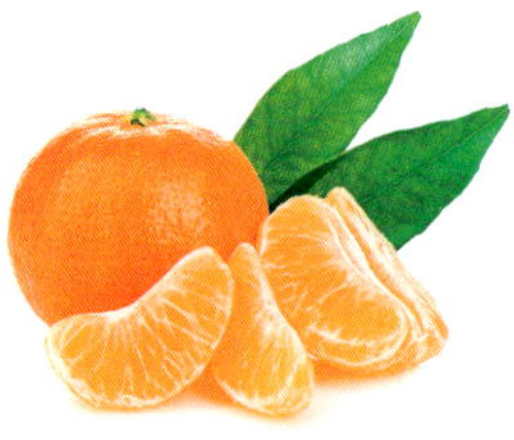

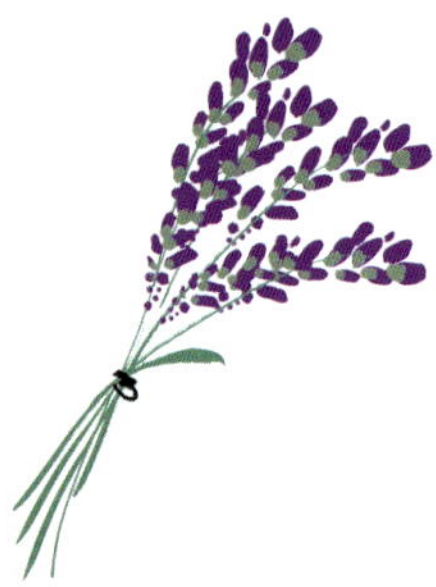

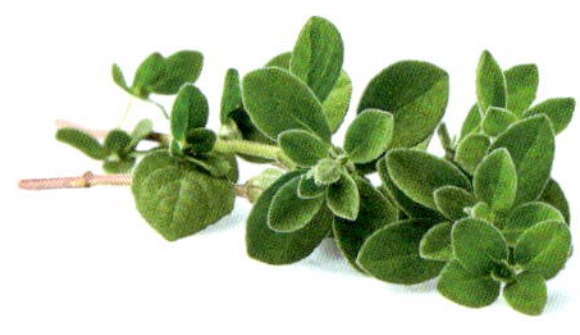

10 TR MANDARINENÖL — *10 TR* LAVENDELÖL — *6 TR* MAJORANÖL

20 ANWENDUNGEN

5 MIN.

ZUM EINREIBEN

Johanniskrautöl in die 50-ml-Flasche füllen bzw. 50 ml kaufen. Flasche öffnen, die ätherischen Öle dazugeben. Verschließen und gut schütteln. • Auf den verspannten Bereich, z.B. den Nacken, auftragen und sanft einmassieren. Evtl. darüber Wärmeflasche oder Kirschkernkissen legen. • Das Öl ist krampflösend und entspannend und darf großzügig verwendet werden.

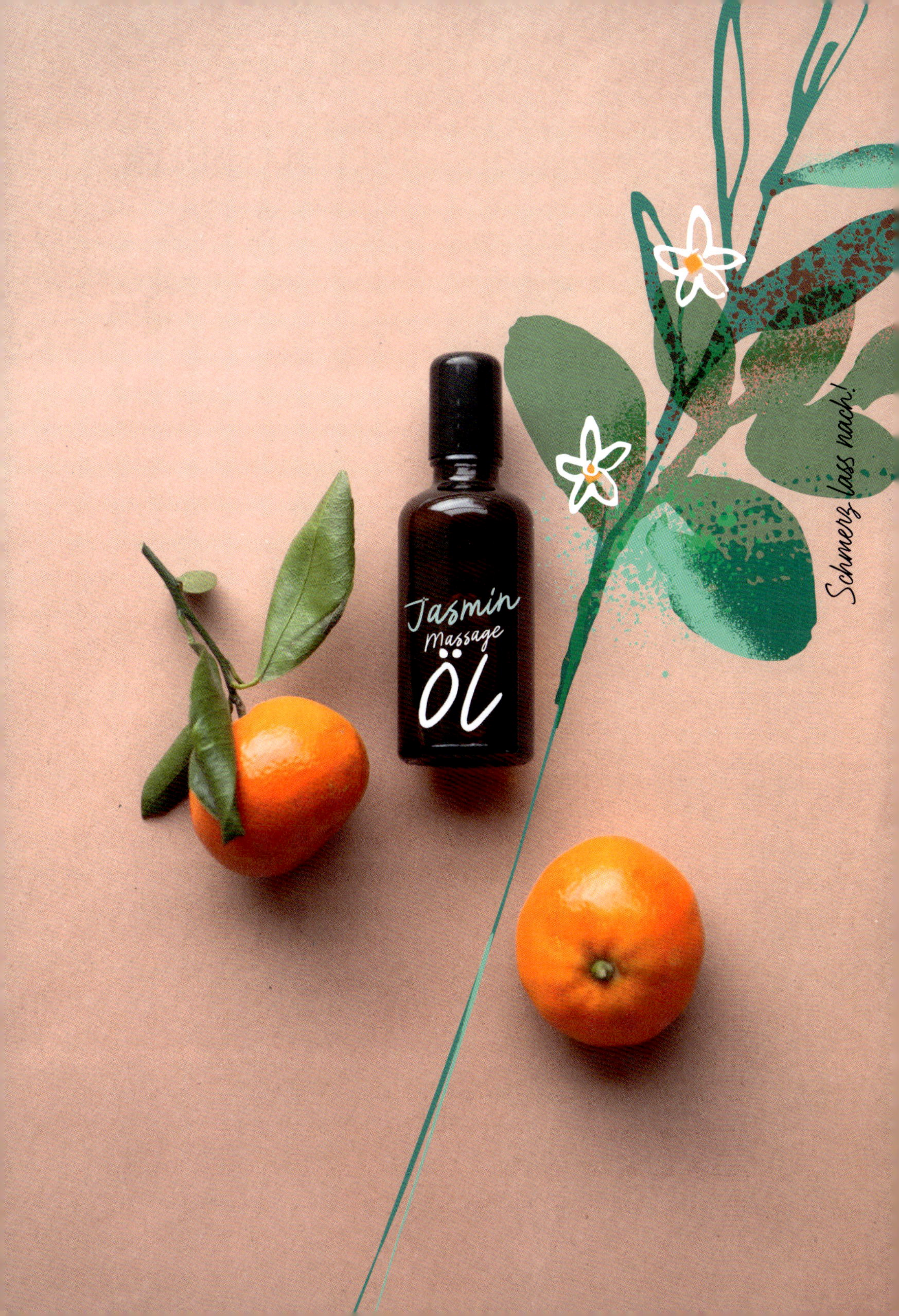
Jasmin
Massage
Öl
Schmerz lass nach!

ENTSPANNENDE LAVENDEL-ROLLE

BEI KOPFSCHMERZ

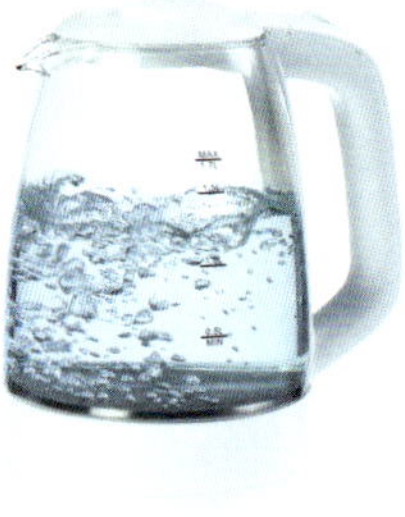

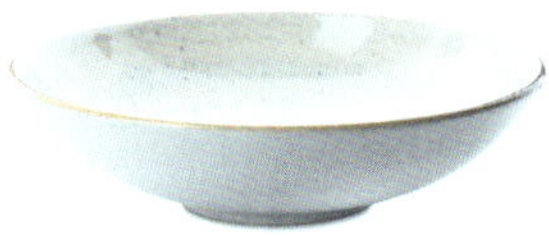

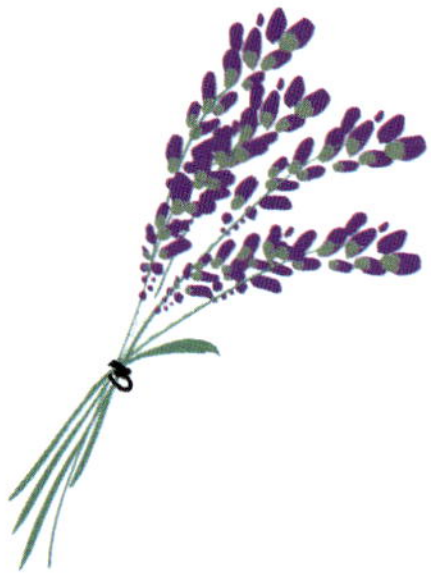

200 ml
HEIẞES WASSER

1
SCHALE

5 TR
LAVENDELÖL

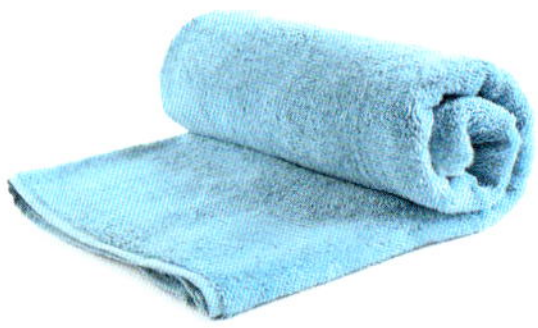

1
MINIHANDTUCH

1 ANWENDUNG

3 MIN. + 10 MIN. EINWIRKEN

ZUM AUFLEGEN

Heißes Wasser in eine Schale füllen, Lavendelöl hineintropfen. • Minihandtuch zu einer kleinen Rolle rollen, gut vollsaugen lassen, dabei etwas bewegen, damit sich die Zutaten gut verteilen. • Rolle ausdrücken, sofort in den Nacken legen, wirken lassen. • Noch entspannender, wenn Sie den Kopf auf ein Kissen mit Handtuch legen. • Sehr angenehm auch vor dem Einschlafen.

RUHE & Entspannung

Schmerz lass nach!

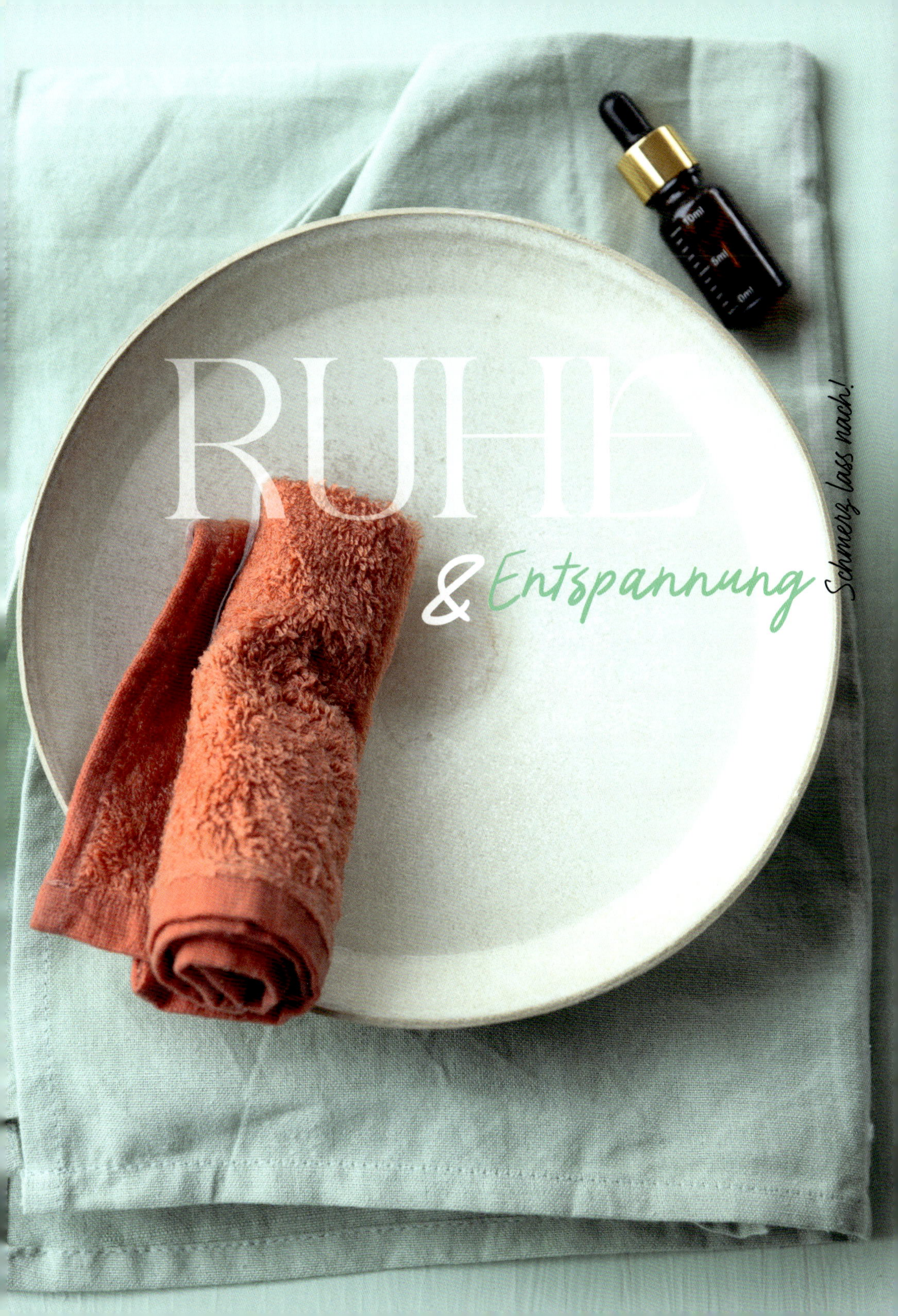

KOPFWOHL-ROLL-ON MIT NANAMINZE

BEI KOPFSCHMERZ

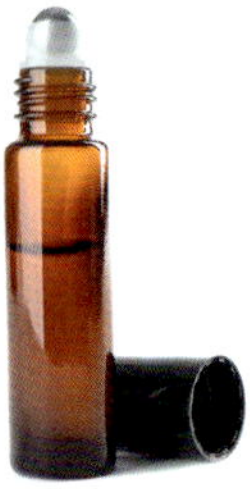

1
ROLL-ON, 10 ML

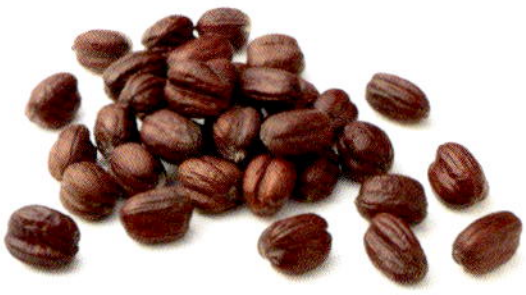

9 ml
JOJOBAÖL

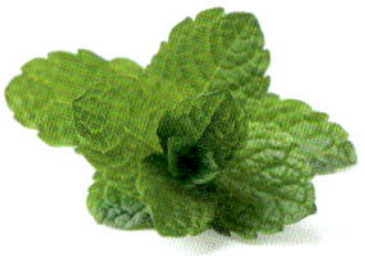

15 TR
NANAMINZÖL

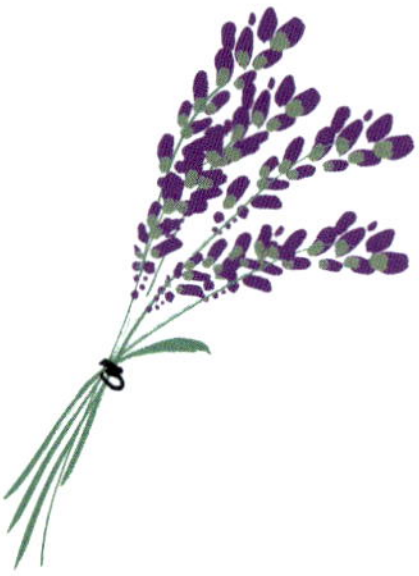

10 TR
LAVENDELÖL

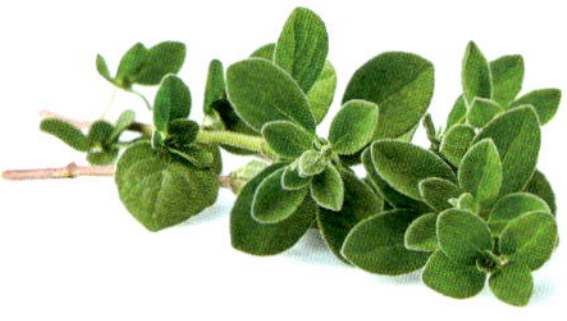

3 TR
MAJORANÖL

MIND. 50 ANWENDUNGEN

5 MIN.

ZUM AUFTRAGEN

Zutaten in einen leeren Roll-on füllen, verschließen und gut schütteln. • Bei Bedarf auf Schläfen, Nacken und Pulspunkte abrollen. • Nach Belieben einmassieren und daran riechen. • Am besten bei den ersten Anzeichen von Kopfschmerz einsetzen.

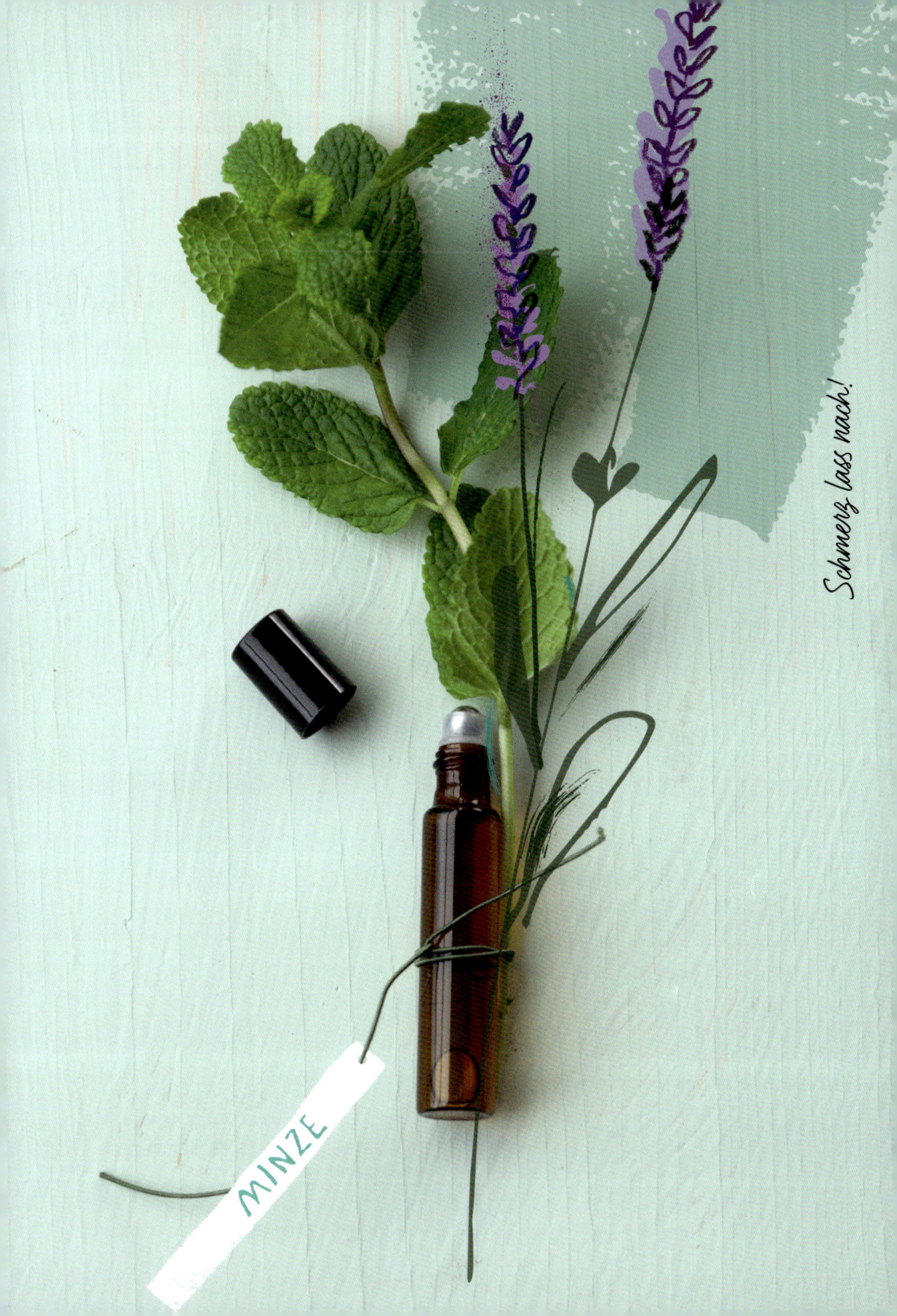
Schmerz lass nach!
MINZE

KALTE PFEFFERMINZ-KOMPRESSE

BEI AKUTEM KOPFSCHMERZ

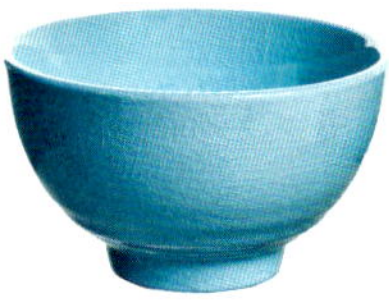

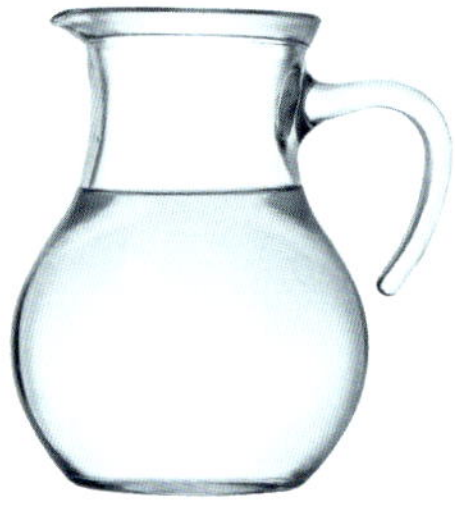

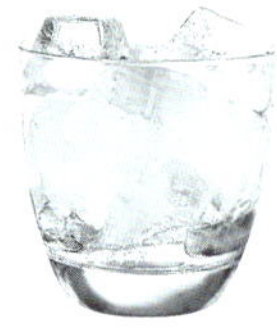

1 kleine SCHALE — *200 ml* KALTES WASSER — *3* EISWÜRFEL

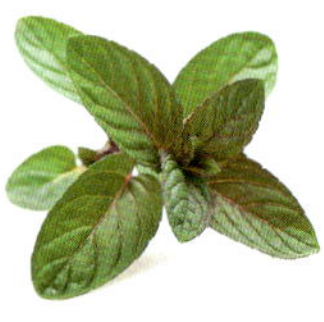

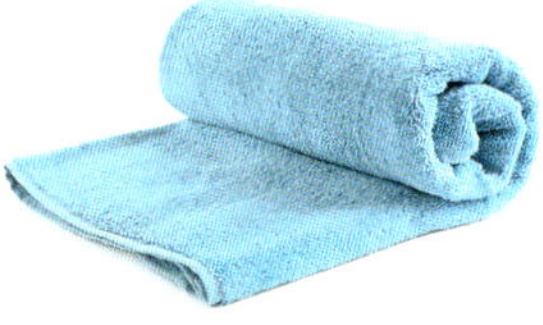

3 TR PFEFFERMINZÖL — *1* MINIHANDTUCH

1 ANWENDUNG

3 MIN. + 10 MIN. EINWIRKEN

ZUM AUFLEGEN

In eine kleine Schale kaltes Wasser und Eiswürfel füllen. • Pfefferminzöl hineintropfen. • Minihandtuch eintauchen, dabei etwas bewegen, damit sich die Zutaten gut verteilen. • Handtuch herausnehmen, gut auswringen, sofort in den Nacken legen und wirken lassen.

Bei akutem Kopfschmerz

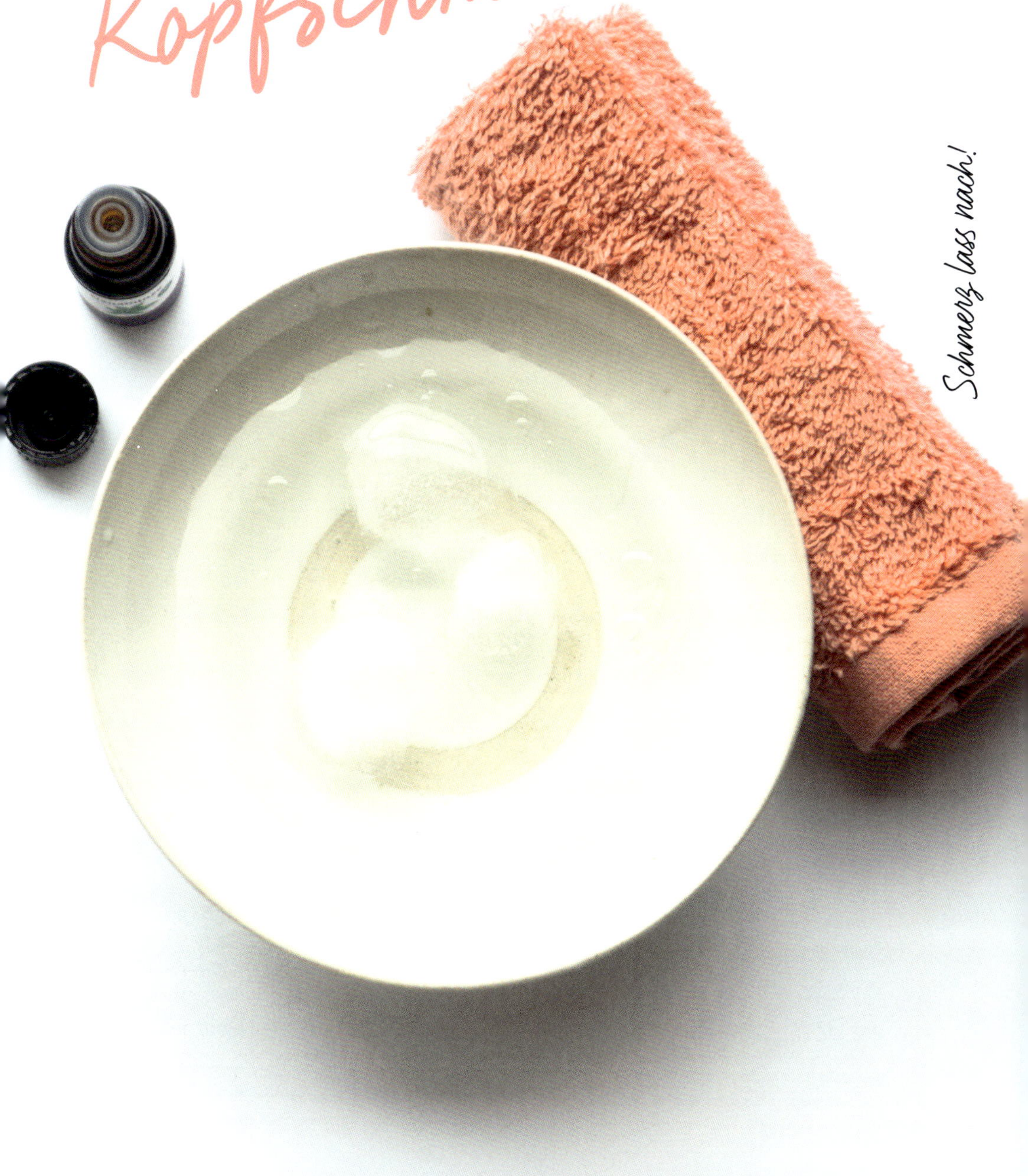

Schmerz lass nach!

ROSMARINÖL FÜR BEINE UND WADEN

GEGEN KRÄMPFE

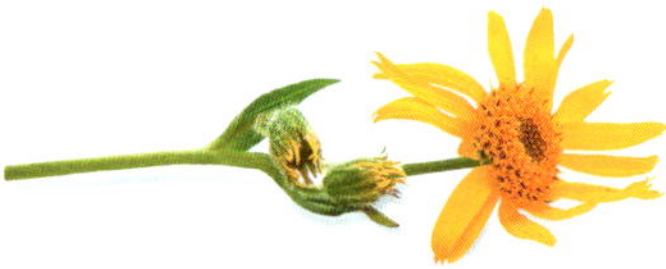

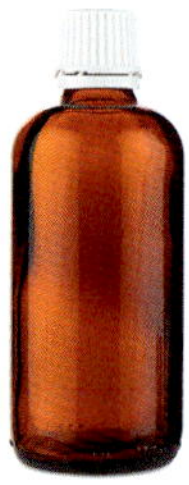

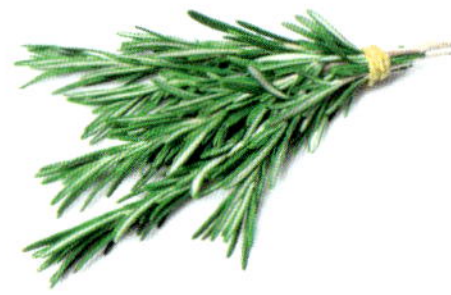

50 ml ARNIKAÖL — *1* BRAUNGLASFLASCHE, 50 ML — *10 TR* ROSMARINÖL

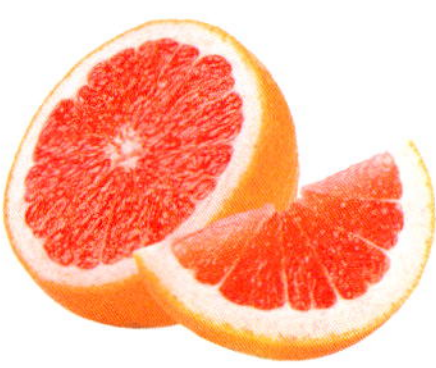

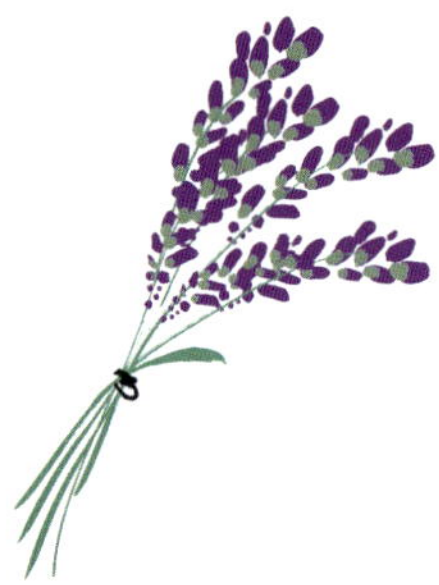

8 TR GRAPEFRUITÖL — *6 TR* LAVENDELÖL

10 ANWENDUNGEN

5 MIN.

ZUM EINREIBEN

Arnikaöl in die Flasche füllen bzw. 50 ml kaufen. Ätherische Öle dazugeben. Verschließen und gut schütteln. • Das Massageöl ist krampflösend, aktivierend und darf großzügig verwendet werden. • Im Akutfall auf die Beine auftragen, sanft einmassieren. • Zusätzlich kann das Öl auch 1 x täglich kräftig einmassiert werden, um Krämpfen oder Muskelkater vorzubeugen.

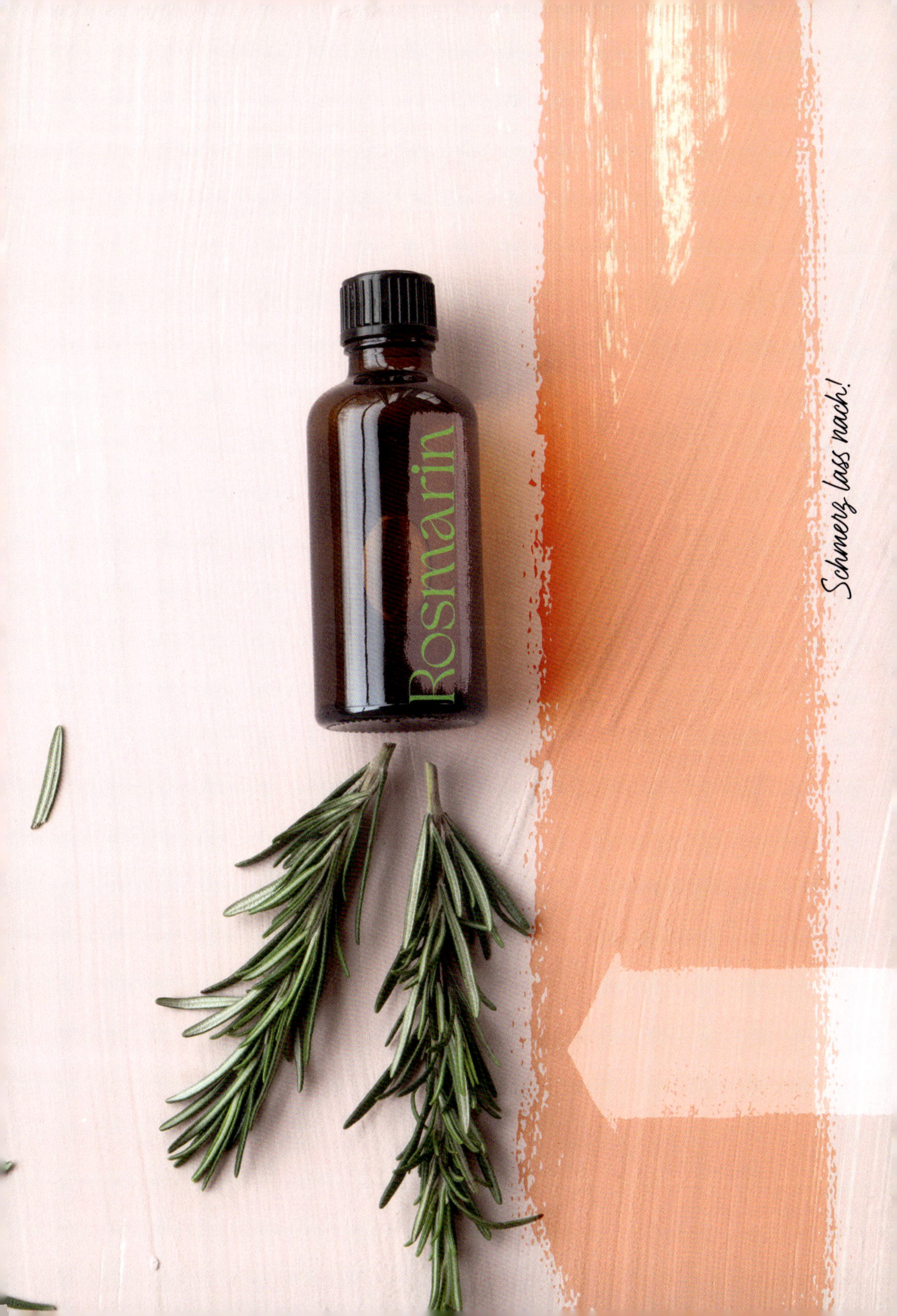
Rosmarin
Schmerz lass nach!

WACHOLDER-ARNIKA-EINREIBUNG

BEI RÜCKEN- UND GELENKSCHMERZEN

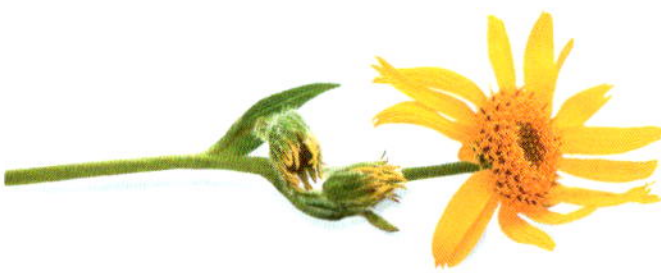

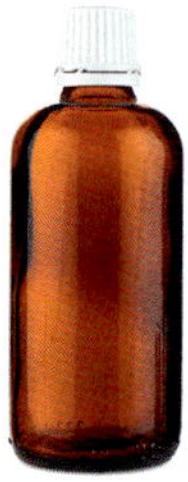

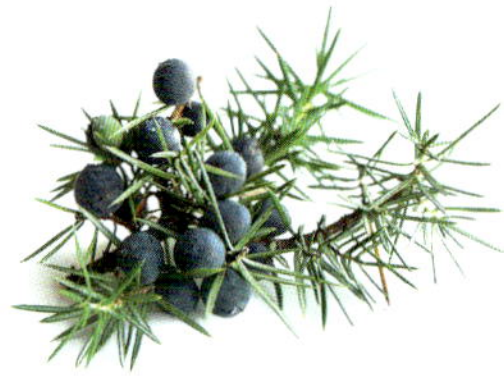

50 ml
ARNIKAÖL

1
BRAUNGLASFLASCHE, 50 ML

8 TR
WACHOLDERÖL

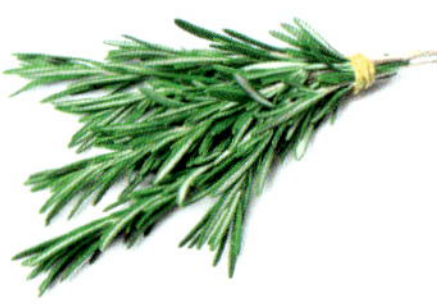

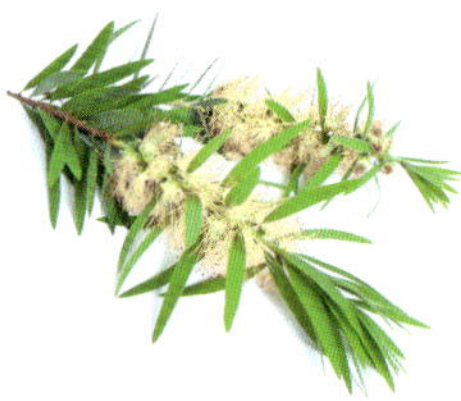

10 TR
ROSMARINÖL

10 TR
CAJEPUTÖL

10 ANWENDUNGEN

5 MIN.

ZUM EINREIBEN

Arnikaöl in die Flasche füllen bzw. 50 ml kaufen. • Ätherische Öle dazugeben. • Flasche verschließen und gut schütteln. • Nach dem Auftragen gut einmassieren. • Das Massageöl ist aktivierend, krampflösend und schmerzlindernd. • Bei chronischen Beschwerden regelmäßig anwenden.

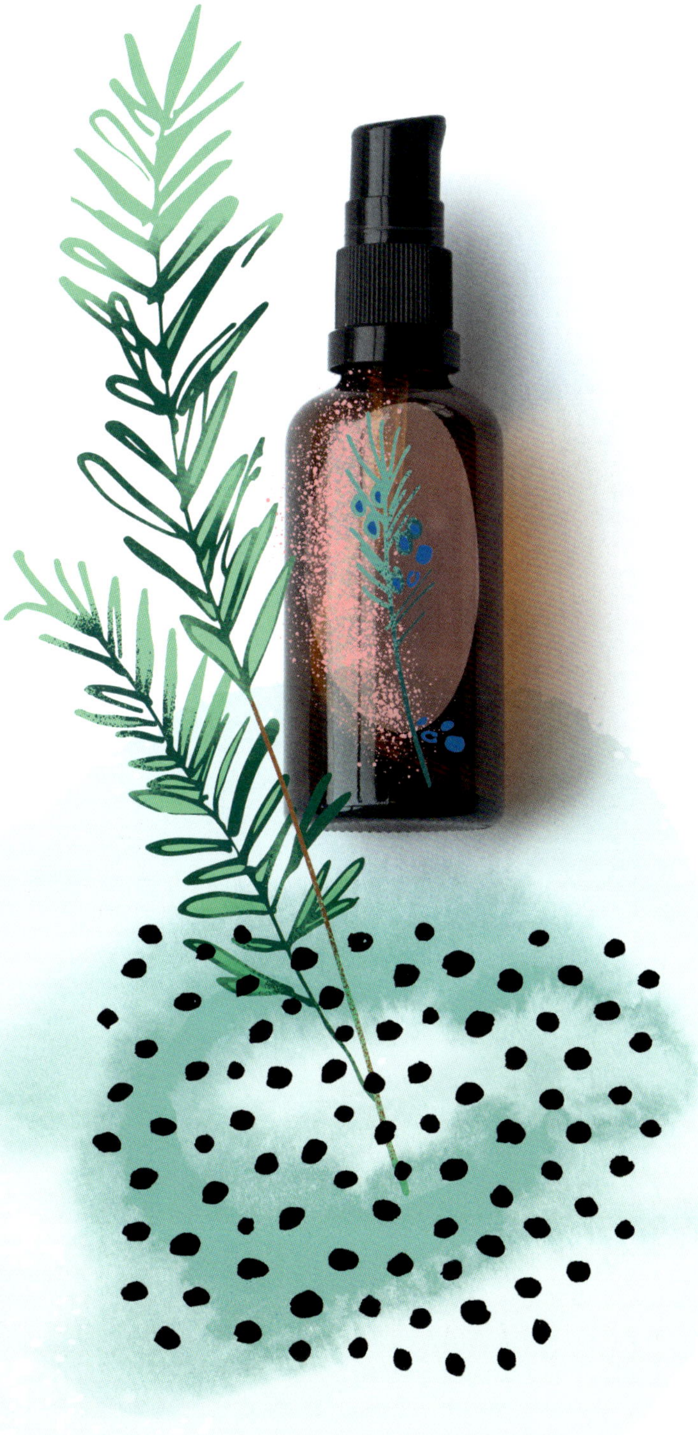

Schmerz lass nach!

JOHANNISKRAUT-MASSAGEBALSAM

BEI SCHMERZHAFTEN VERSPANNUNGEN

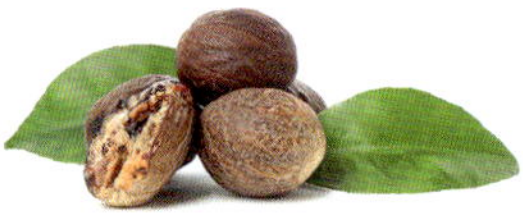

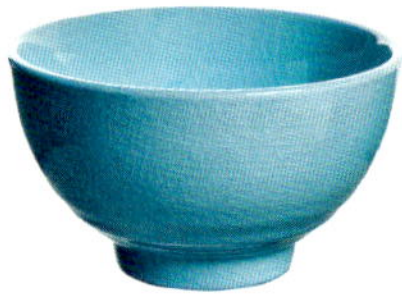

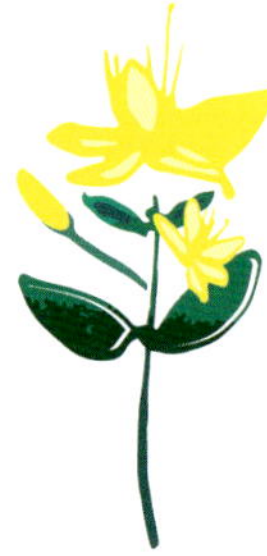

50 g SHEABUTTER — *1 hitzefeste* SCHALE — *5 ml* JOHANNISKRAUTÖL

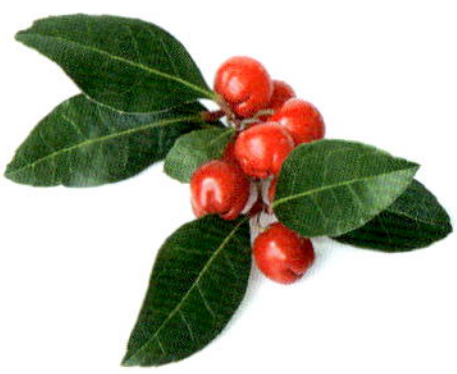

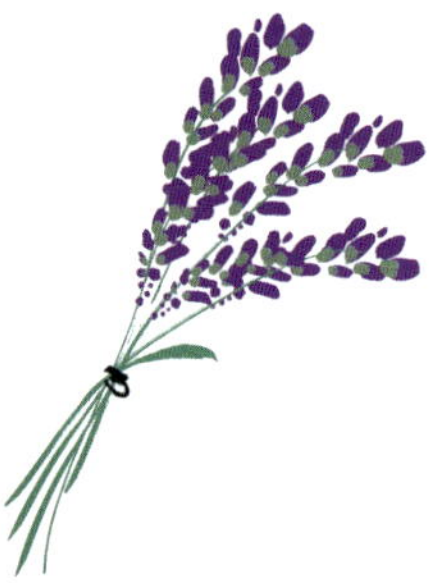

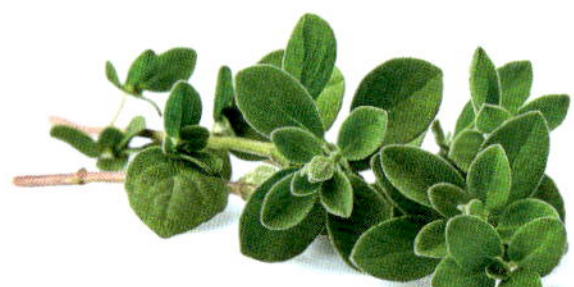

5 TR WINTERGRÜNÖL — *10 TR* LAVENDELÖL — *5 TR* MAJORANÖL

20 ANWENDUNGEN

15 MIN.

ZUM EINREIBEN

Sheabutter in einer hitzefesten Schale auf einem Wasserbad unter Rühren sanft aufschmelzen, bis die Masse cremig ist. • Von der Wärme nehmen. Johanniskrautöl und ätherische Öle gut unterrühren, bis die Masse fest wird. • Der Massagebalsam ist gut geeignet, um einzelne Bereiche kräftig zu massieren, da er auf der Haut länger haftet als Massageöl.

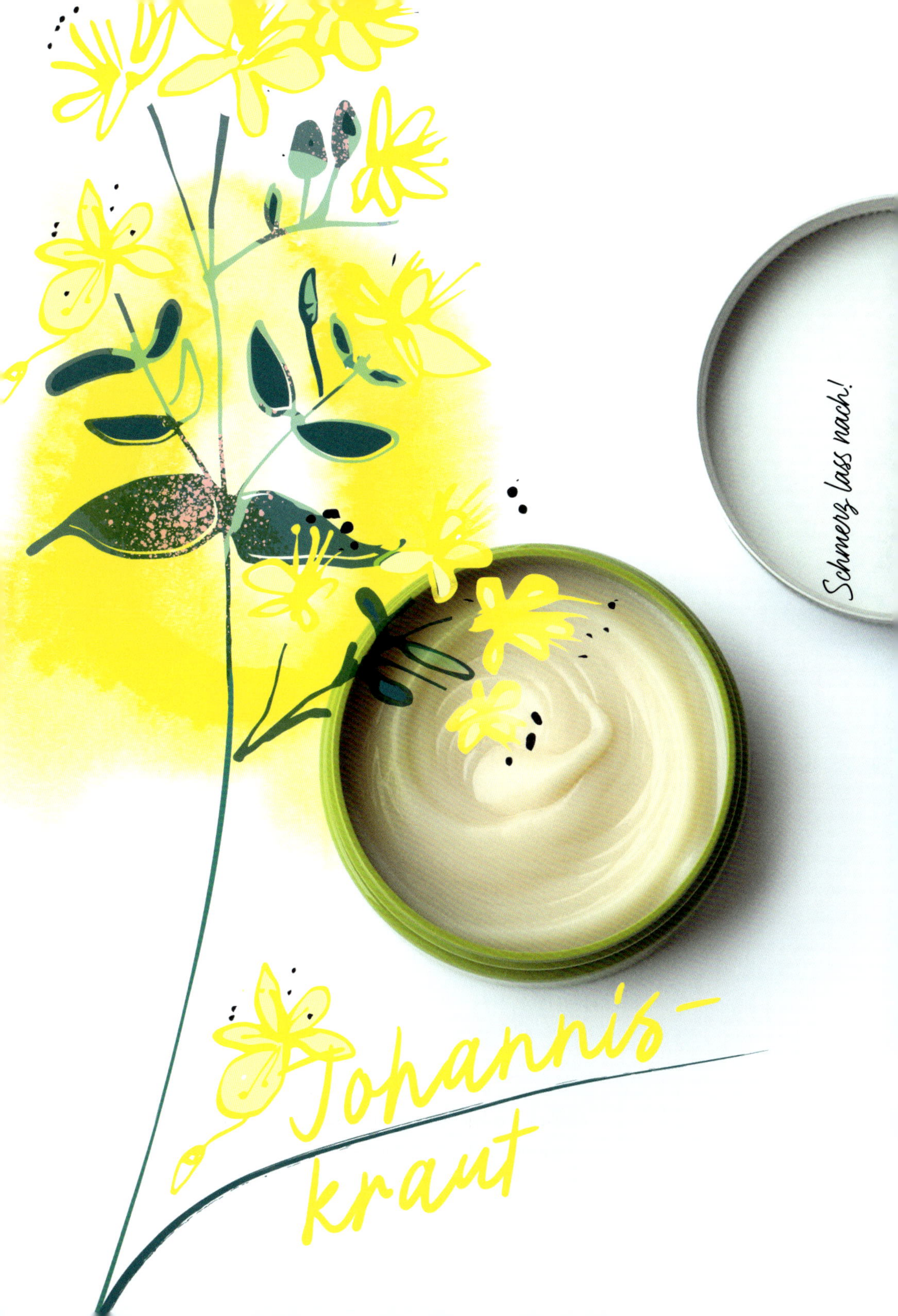
Schmerz lass nach!
Johannis-
kraut

WINTERGRÜN-AKUT-ROLLER

GEGEN SCHMERZ

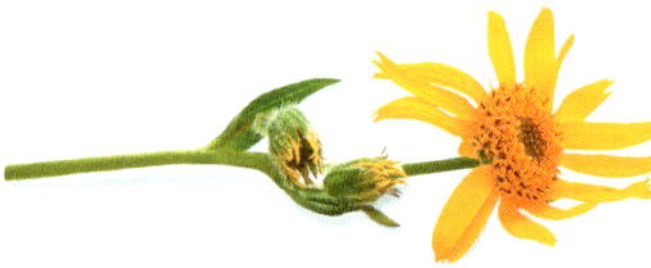

9 ml ARNIKAÖL

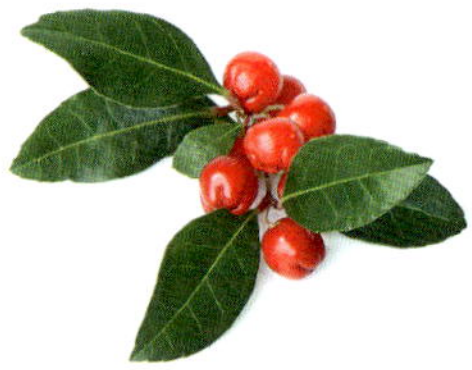

8 TR WINTERGRÜNÖL

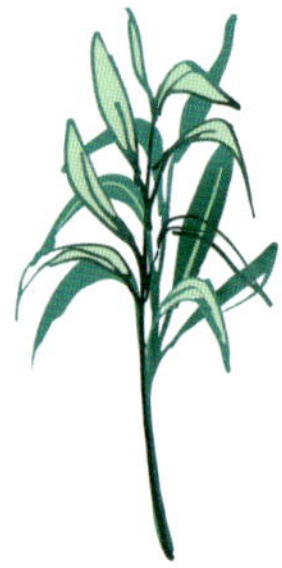

10 TR EUKALYPTUSÖL

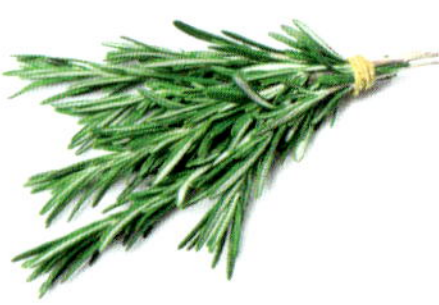

10 TR ROSMARINÖL

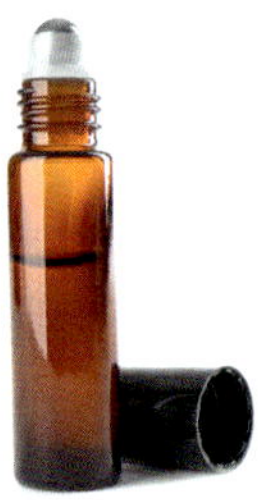

1 ROLL-ON, 10 ML

MIND. 50 ANWENDUNGEN

5 MIN.

ZUM AUFTRAGEN

Alle Zutaten in einen leeren Roll-on füllen, verschließen und gut schütteln. • Der Roll-on ist gut geeignet für kleinere Schmerzbereiche und kann prima punktuell aufgetragen werden. Einfach auf die Stelle rollen und nach Belieben einmassieren. • Für größere Anwendungsbereiche die Zutaten niedriger dosieren, z.B. in 50 ml Arnikaöl.

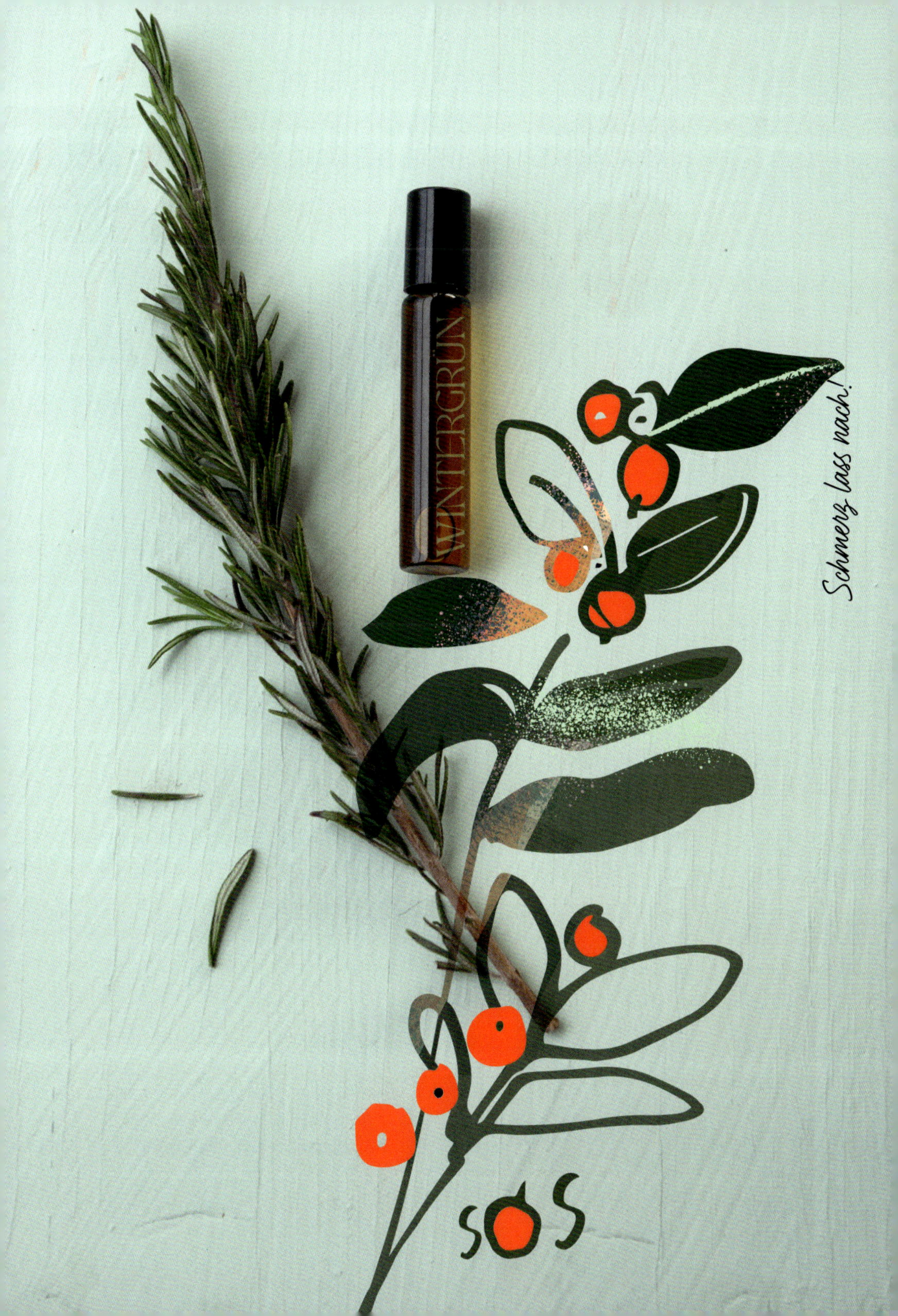
WINTERGRÜN
Schmerz lass nach!
SOS

ENTSPANNENDE SANDELHOLZ-KOMPRESSE

BEI MENSTRUATIONSBESCHWERDEN

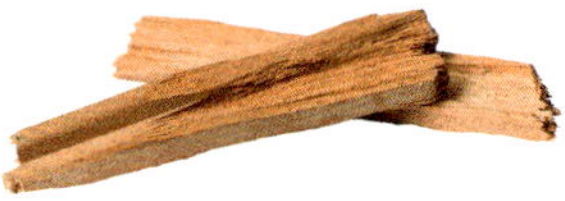
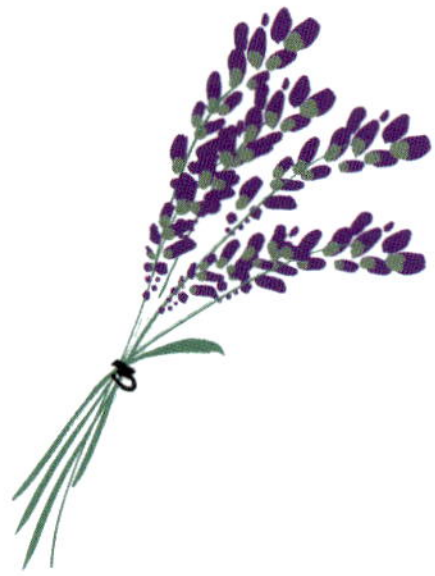
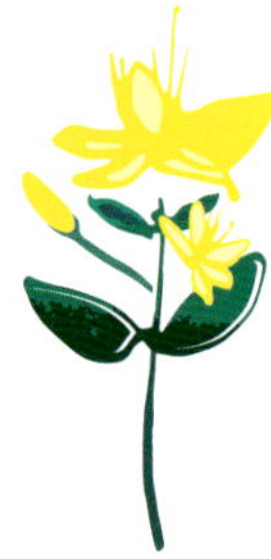

3 TR SANDELHOLZÖL 8 % — *3 TR* LAVENDELÖL — *1 EL* JOHANNISKRAUTÖL

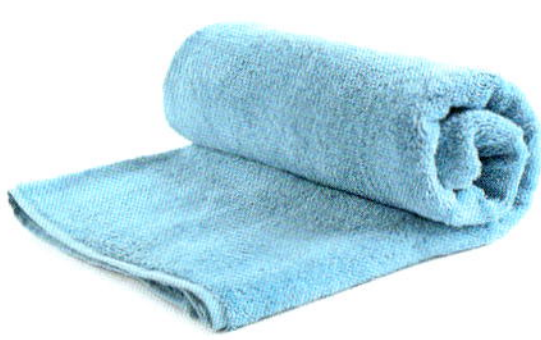

1 MULLKOMPRESSE — *kleines* GÄSTEHANDTUCH — WÄRMFLASCHE ODER KIRSCHKERNKISSEN

1 ANWENDUNG

3 MIN. + BIS 30 MIN. EINWIRKEN

ZUM AUFLEGEN

Sandelholz- und Lavendelöl in das Johanniskrautöl tropfen. • Bequem hinsetzen, Mullkompresse auffalten, Mischung daraufgeben und direkt auf den Unterleib legen. • Gästehandtuch darüberlegen und mit der Wärmflasche oder einem Kirschkernkissen für noch mehr Entspannung sorgen.

Entspannung für die „Tage"

Schmerz lass nach!

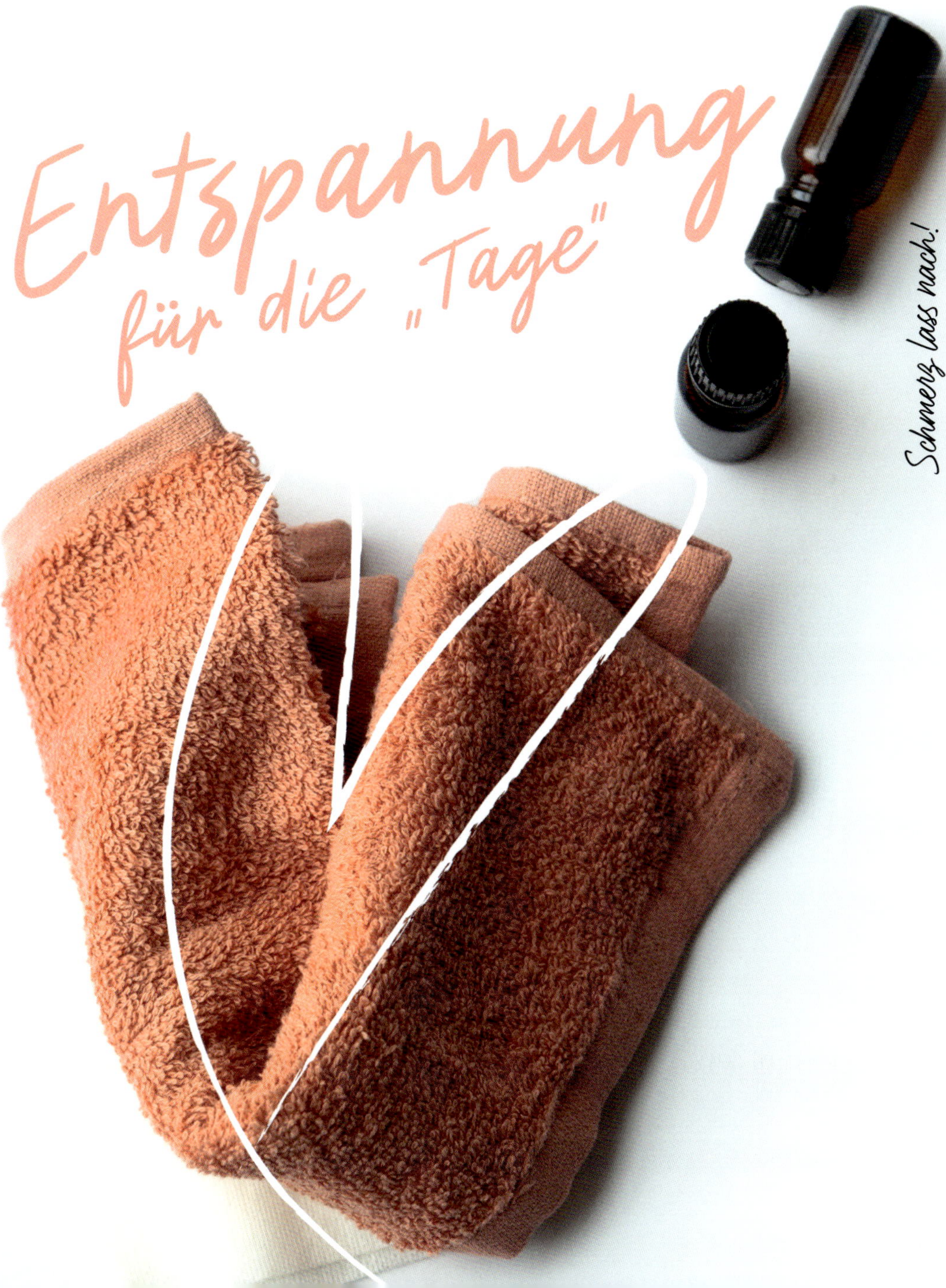

EUKALYPTUS-FUSSBAD
BEI BLASENENTZÜNDUNG

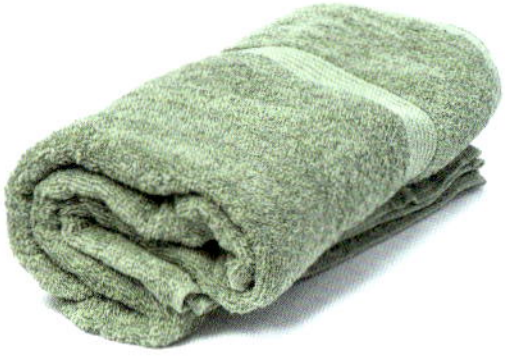

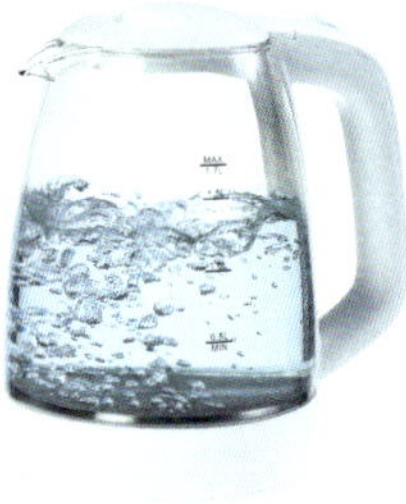

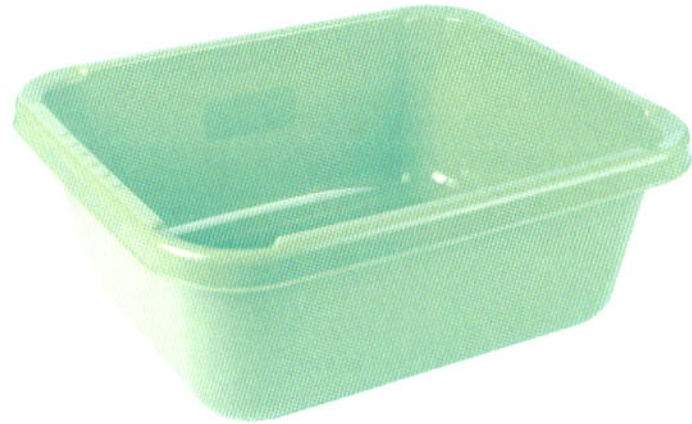

1 HANDTUCH

ca. 2 l HEIßES WASSER

1 kleine WANNE, IN DIE DIE FÜßE GUT HINEINPASSEN

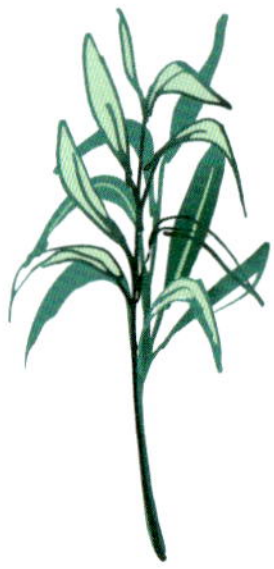

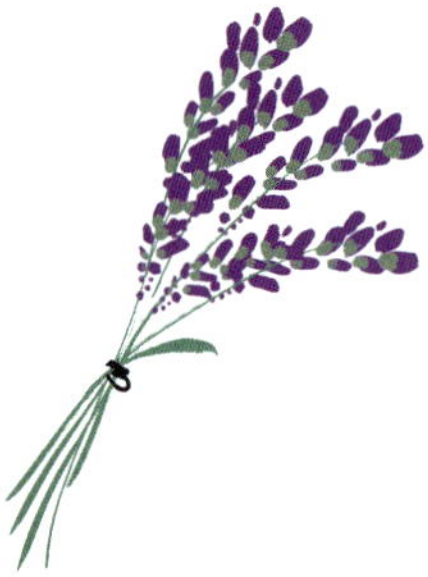

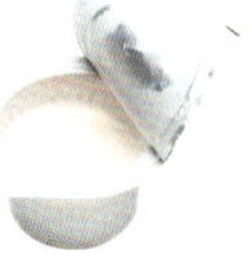

3 TR EUKALYPTUSÖL

3 TR LAVENDELÖL

1 EL KAFFEESAHNE

1 ANWENDUNG

5 MIN. + 20–30 MIN. EINWIRKEN

ZUM BADEN

Handtuch zum Abtrocknen bereitlegen, bequem auf einen Stuhl setzen. • Heißes Wasser in die Wanne gießen, bis die Füße bis zu den Knöcheln bedeckt sind. • Eukalyptus- und Lavendelöl in der Kaffeesahne lösen, dem Bad zugeben, mit den Füßen etwas verteilen. • Entspannt das Bad genießen. • Danach Füße gut abtrocknen und warme Socken anziehen.

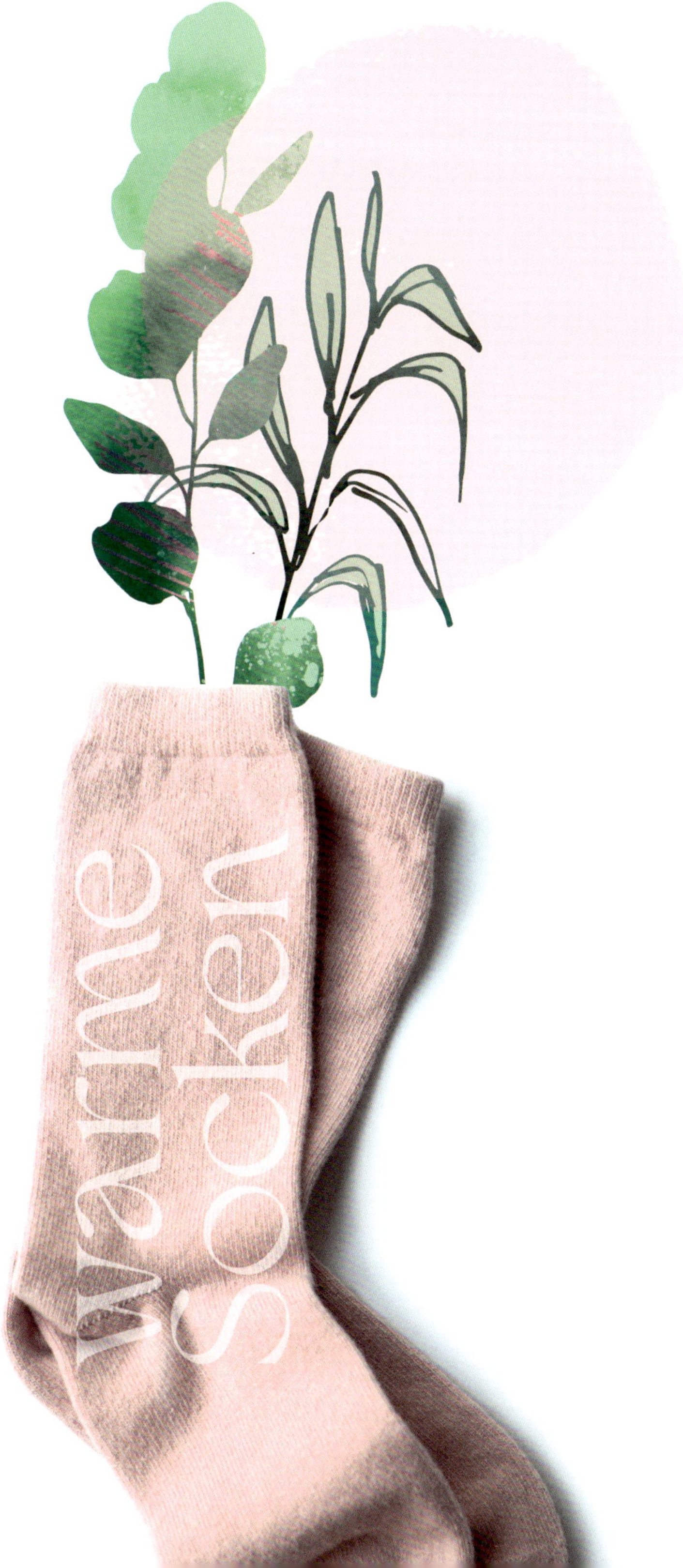

Schmerz lass nach!

KARDAMOM-MASSAGEÖL

BEI VERDAUUNGSBESCHWERDEN

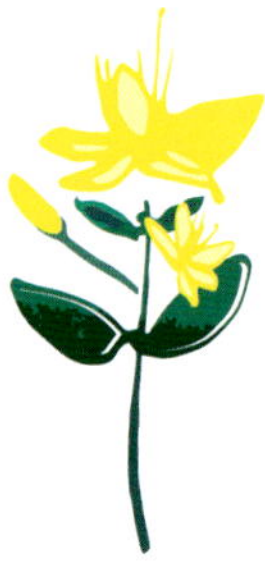

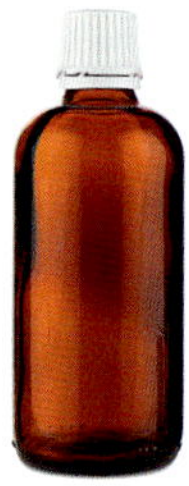

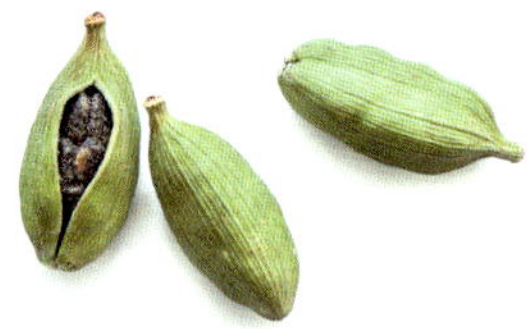

50 ml
JOHANNISKRAUTÖL

1
BRAUNGLASFLASCHE, 50 ML

8 TR
KARDAMOMÖL

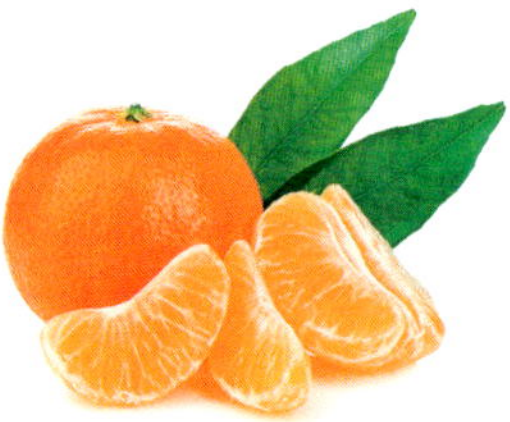

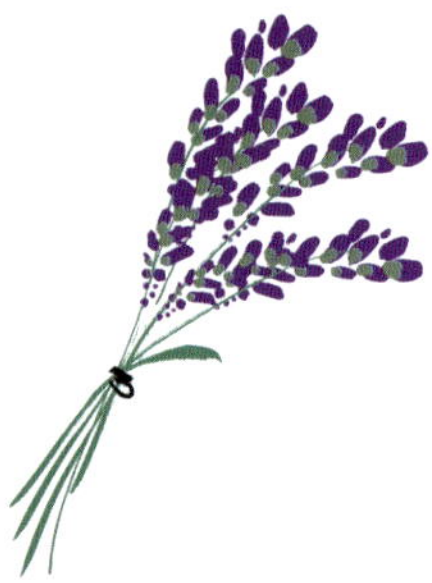

4 TR
MANDARINENÖL

8 TR
LAVENDELÖL

15 ANWENDUNGEN

5 MIN.

ZUM EINREIBEN

Johanniskrautöl in die Flasche füllen bzw. 50 ml kaufen. Ätherische Öle dazugeben. Verschließen, gut schütteln. • Auf den Bauch auftragen, im Uhrzeigersinn einmassieren. • Das Massageöl ist krampflösend, beruhigend, schmerzlindernd – mit Wärmflasche darüber noch intensiver. • Für Kinder nur die Hälfte der Tropfenzahl auf 50 ml Massageöl verwenden, für Babys ein Viertel.

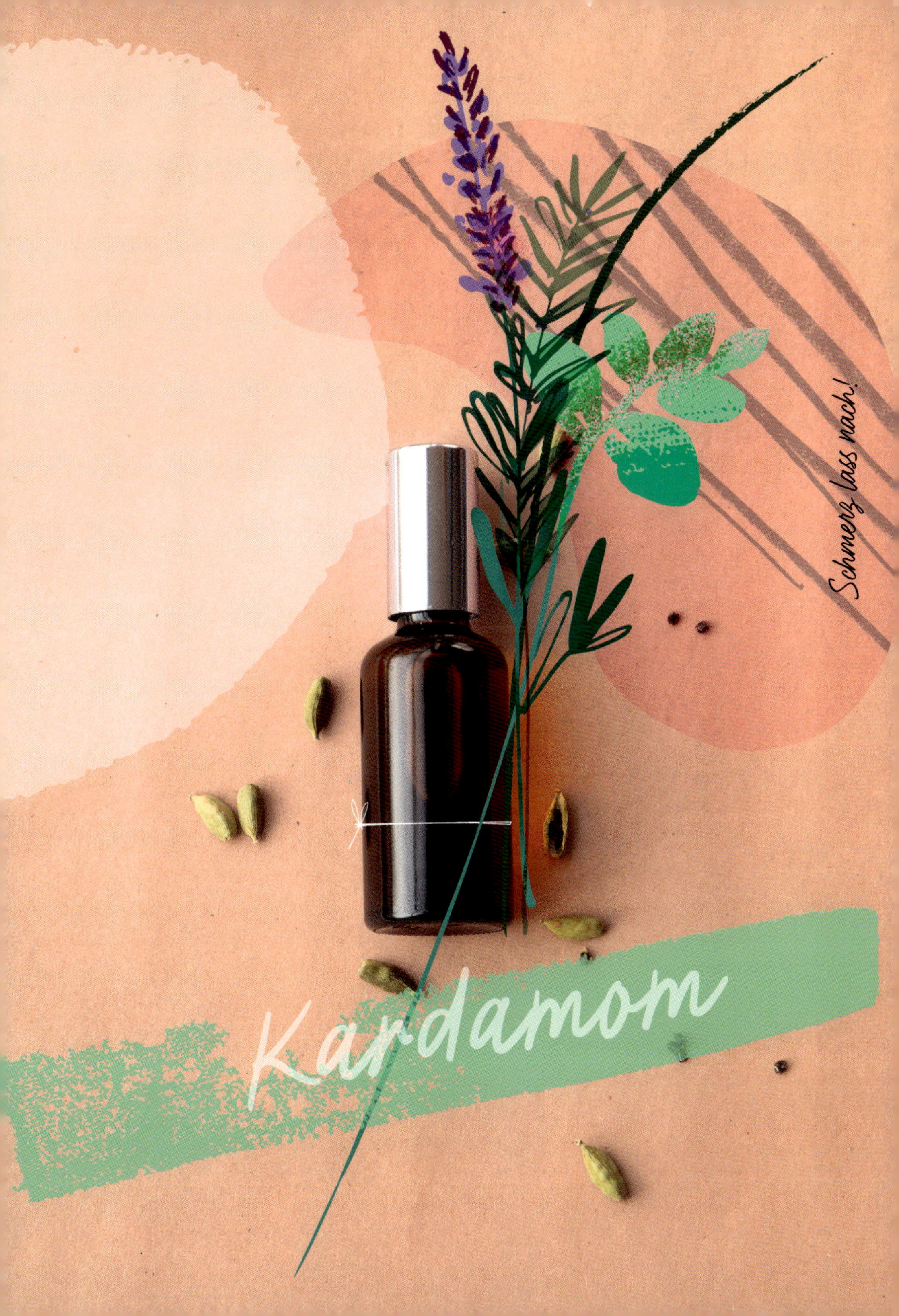
Schmerz lass nach!
Kardamom

WOHLFÜHL-RAUMDUFT MIT BITTERORANGE

BEI NERVOSITÄT

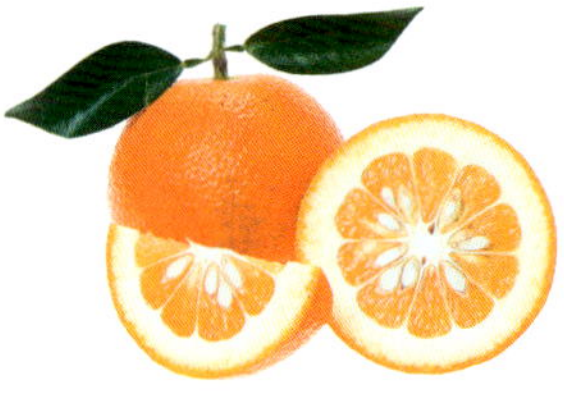

5 TR
BITTERORANGENÖL

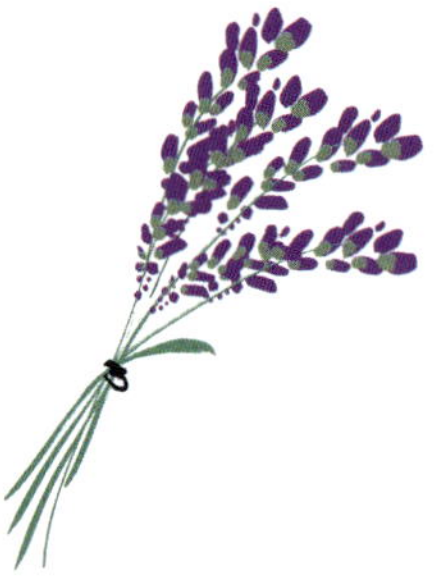

3 TR
LAVENDELÖL

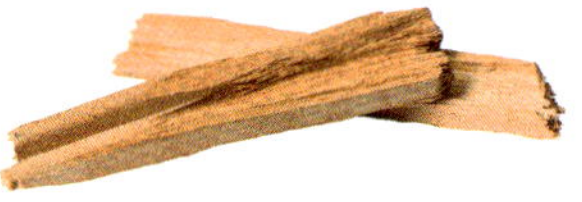

3 TR
SANDELHOLZÖL 8 %

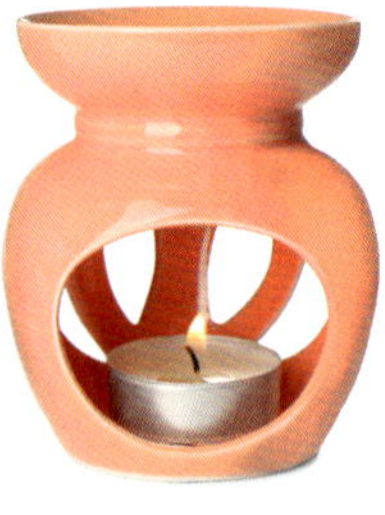

1
DUFTLAMPE

1 ANWENDUNG

2 MIN.

ZUR RAUMBEDUFTUNG

Die ätherischen Öle miteinander mischen. • In eine Duftlampe oder ein Duftgerät geben. Alternativ auf ein Taschentuch träufeln. • Der Duft ist für einen Raum von ca. 20–25 m^2 geeignet, bei kleineren Räumen entsprechend niedriger dosieren. • Der Duft wirkt aufhellend und zugleich beruhigend.

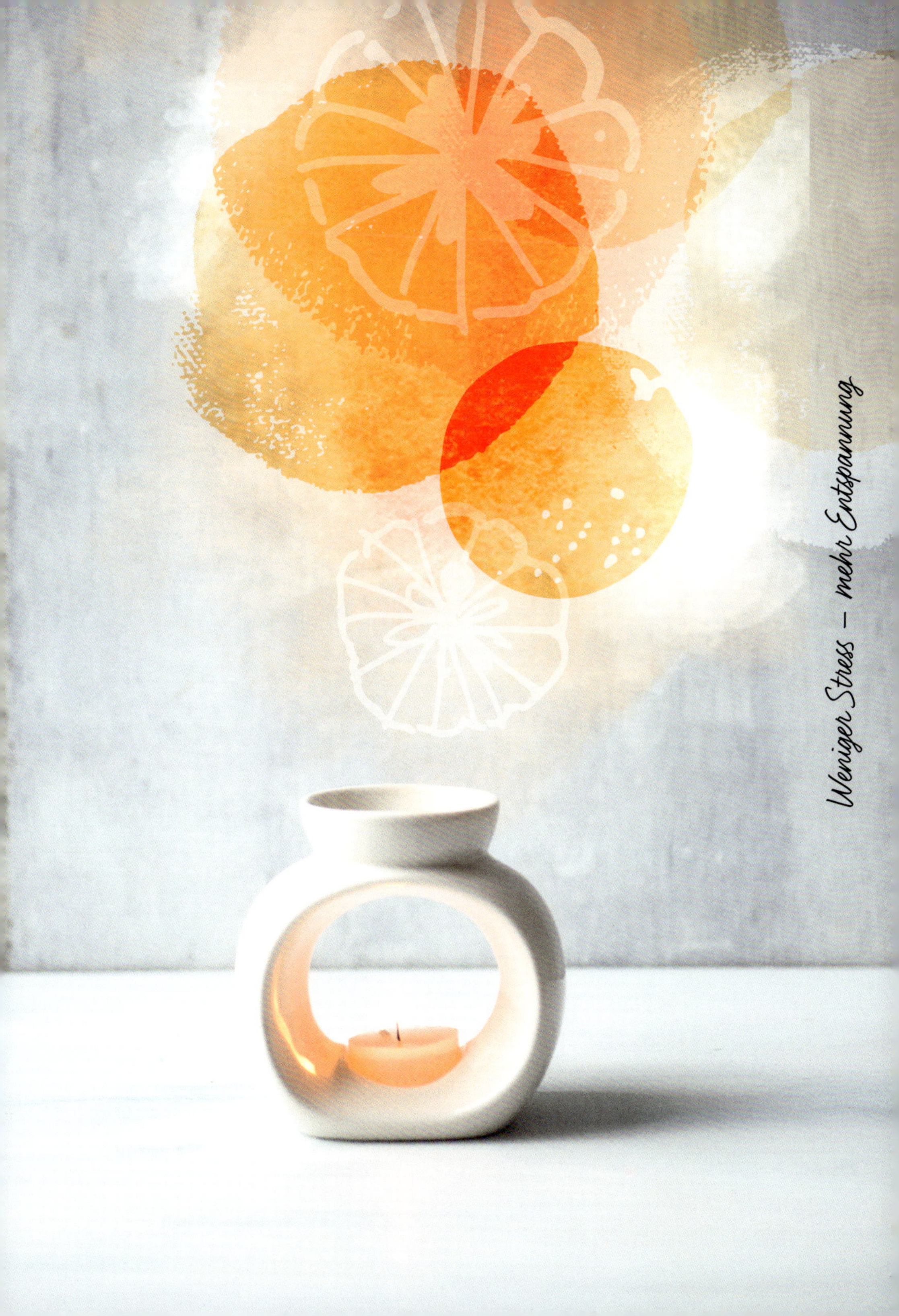
Weniger Stress – mehr Entspannung

NEROLI-MASSAGEÖL

BEI STRESS UND AUFREGUNG

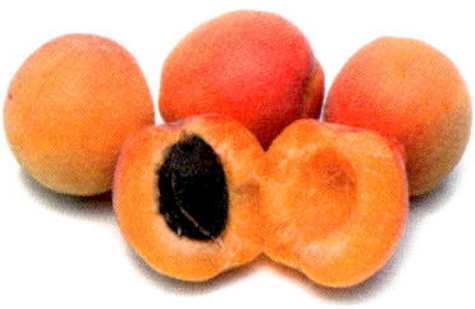

50 ml
APRIKOSENKERNÖL

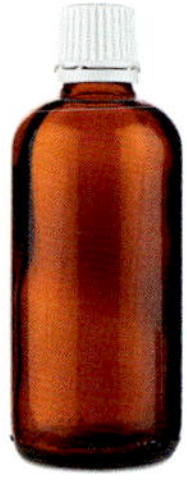

1
BRAUNGLASFLASCHE, 50 ML

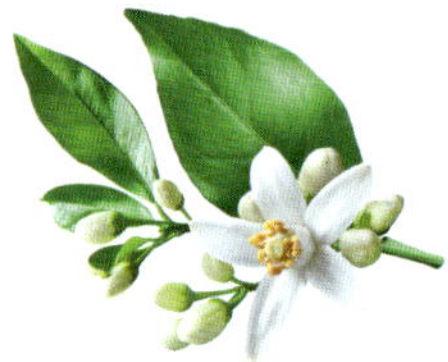

5 TR
NEROLIÖL 2 %

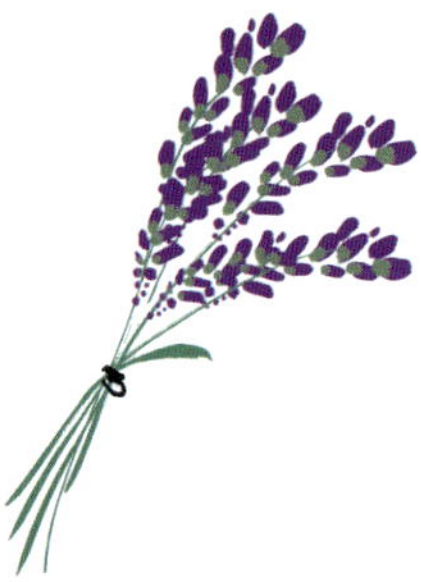

10 TR
LAVENDELÖL

20 ANWENDUNGEN

5 MIN.

ZUM EINREIBEN

Aprikosenkernöl in die Flasche füllen bzw. 50 ml kaufen. Andere Öle dazugeben. Verschließen und gut schütteln. • Z.B. im Nacken oder Dekolleté auftragen. • Neroli-Massageöl ist beruhigend und entspannend und kann vor allem abends helfen, Aufregung und Druck hinter sich zu lassen.

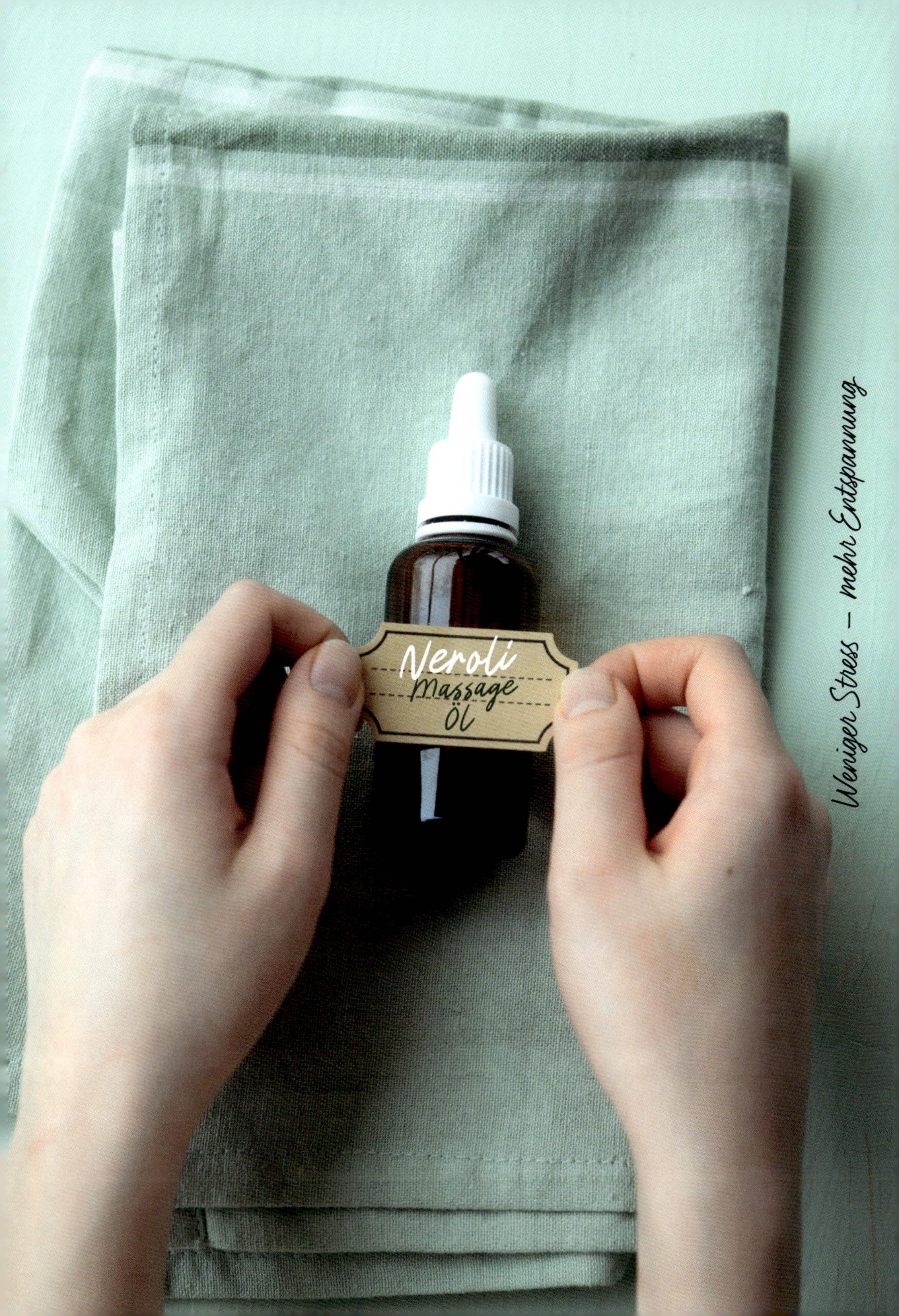
Neroli
Massage
Öl

NEROLI-GESICHTSKOMPRESSE

BEI NERVOSITÄT

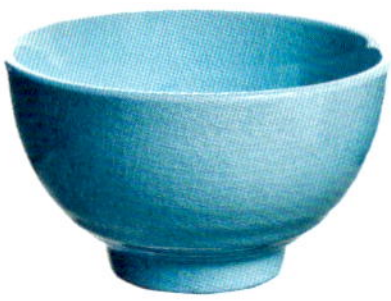

1 kleine
SCHALE

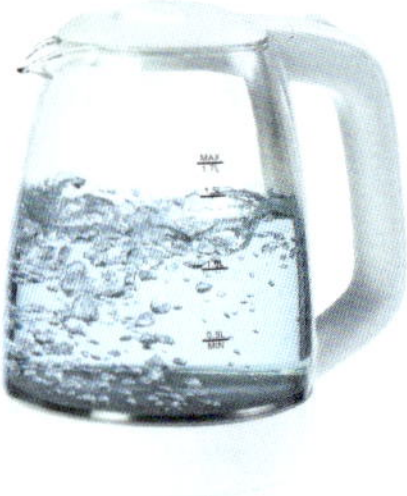

200 ml
WARMES WASSER

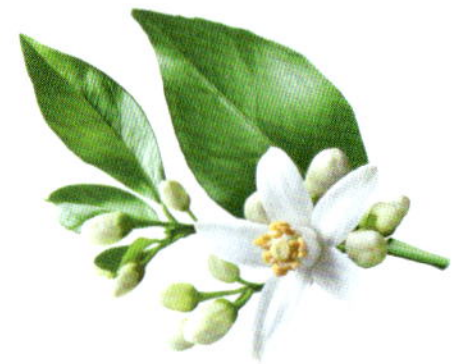

3 TR
NEROLIÖL 2 %

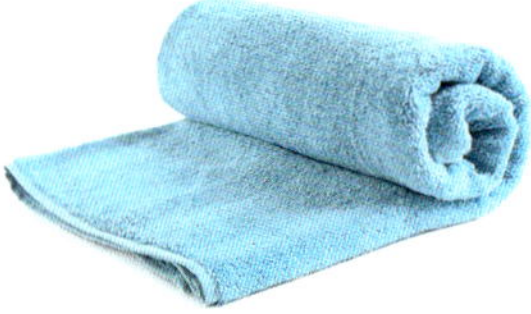

1
MINIHANDTUCH

1 ANWENDUNG

3 MIN. + 10 MIN. EINWIRKEN

ZUM AUFLEGEN

In die Schale warmes Wasser füllen, Neroliöl hineintropfen. • Minihandtuch eintauchen, dabei etwas bewegen, sodass sich die Zutaten gut verteilen. • Bequem hinsetzen, Handtuch herausnehmen, auswringen, locker über das Gesicht legen, wirken lassen. • Zum Schluss mit dem Handtuch die Pulspunkte und den Nacken abreiben. • Der Duft beruhigt und entspannt.

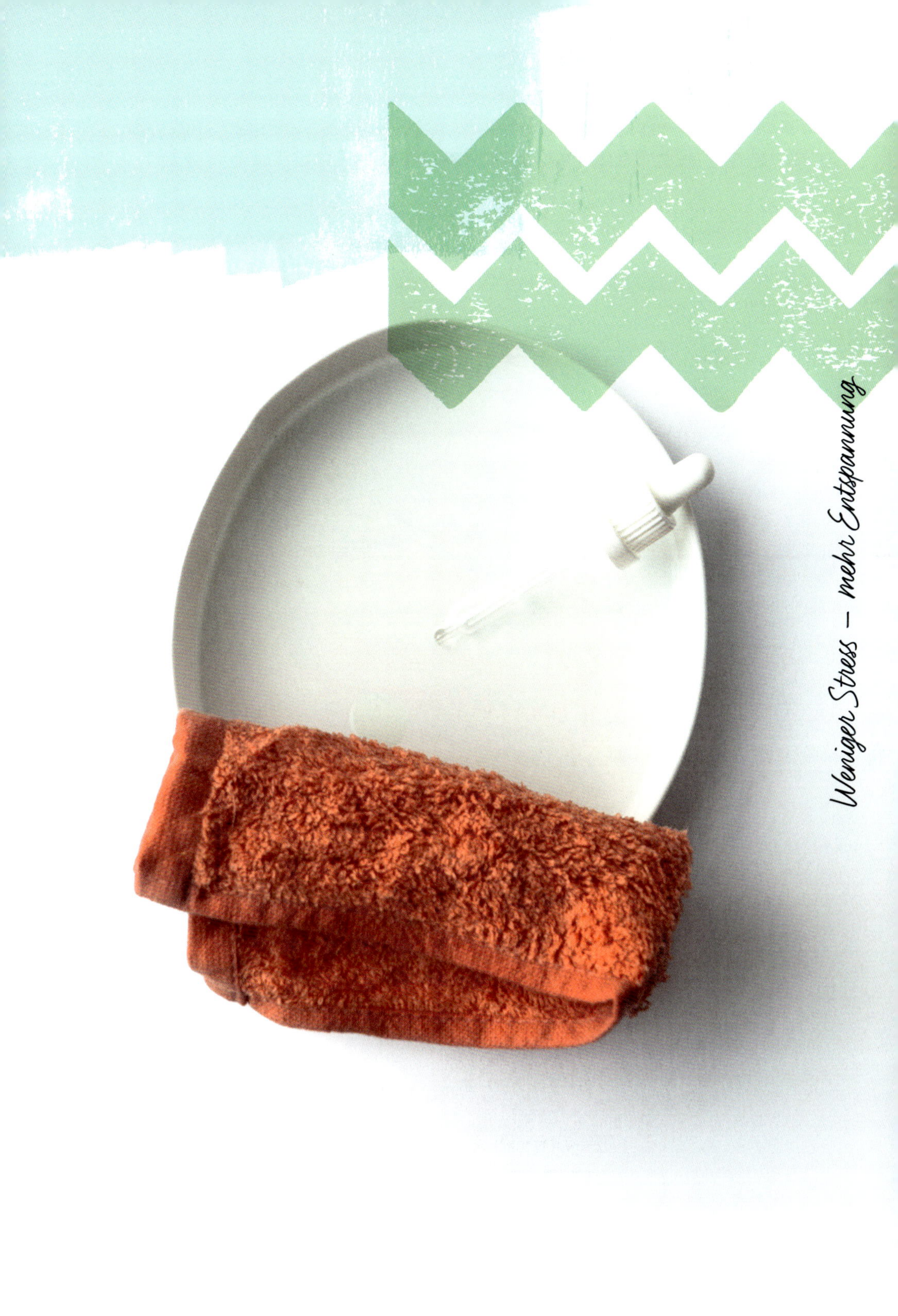
Weniger Stress – mehr Entspannung

AUFHELLENDER BERGAMOTTE-DUFT

FÜR »DUNKLE TAGE«

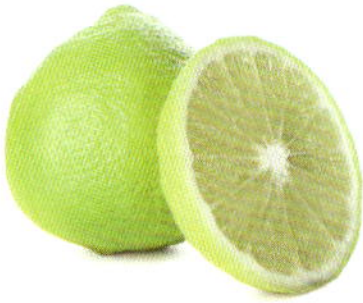

3 TR
BERGAMOTTEÖL

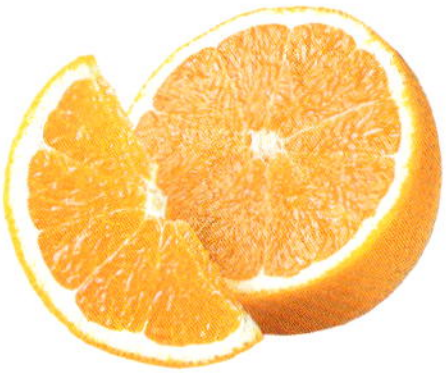

5 TR
ORANGENÖL

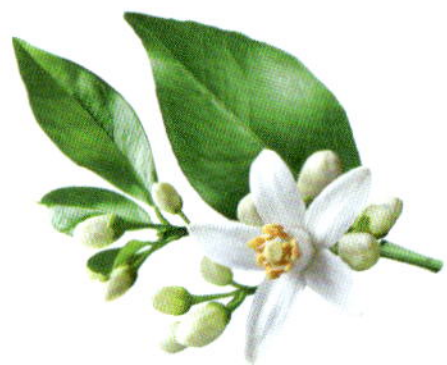

3 TR
NEROLIÖL 2 %

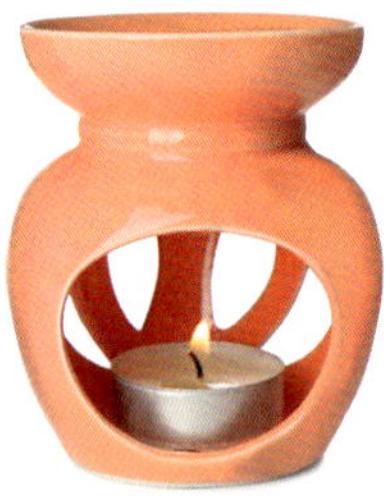

1
DUFTLAMPE

1 ANWENDUNG 2 MIN. ZUR RAUM-BEDUFTUNG	Ätherische Öle miteinander mischen. • In eine Duftlampe oder ein Duftgerät geben. Alternativ auf ein Taschentuch träufeln. • Der Duft ist für einen Raum von ca. 20–25 m² geeignet, bei kleineren Räumen entsprechend niedriger dosieren. • Der Duft wirkt aufhellend und bringt Licht in den Alltag. • Noch feiner duftet die Mischung mit Blutorangen- statt Orangenöl.

Lässt die Sonne aufgehen

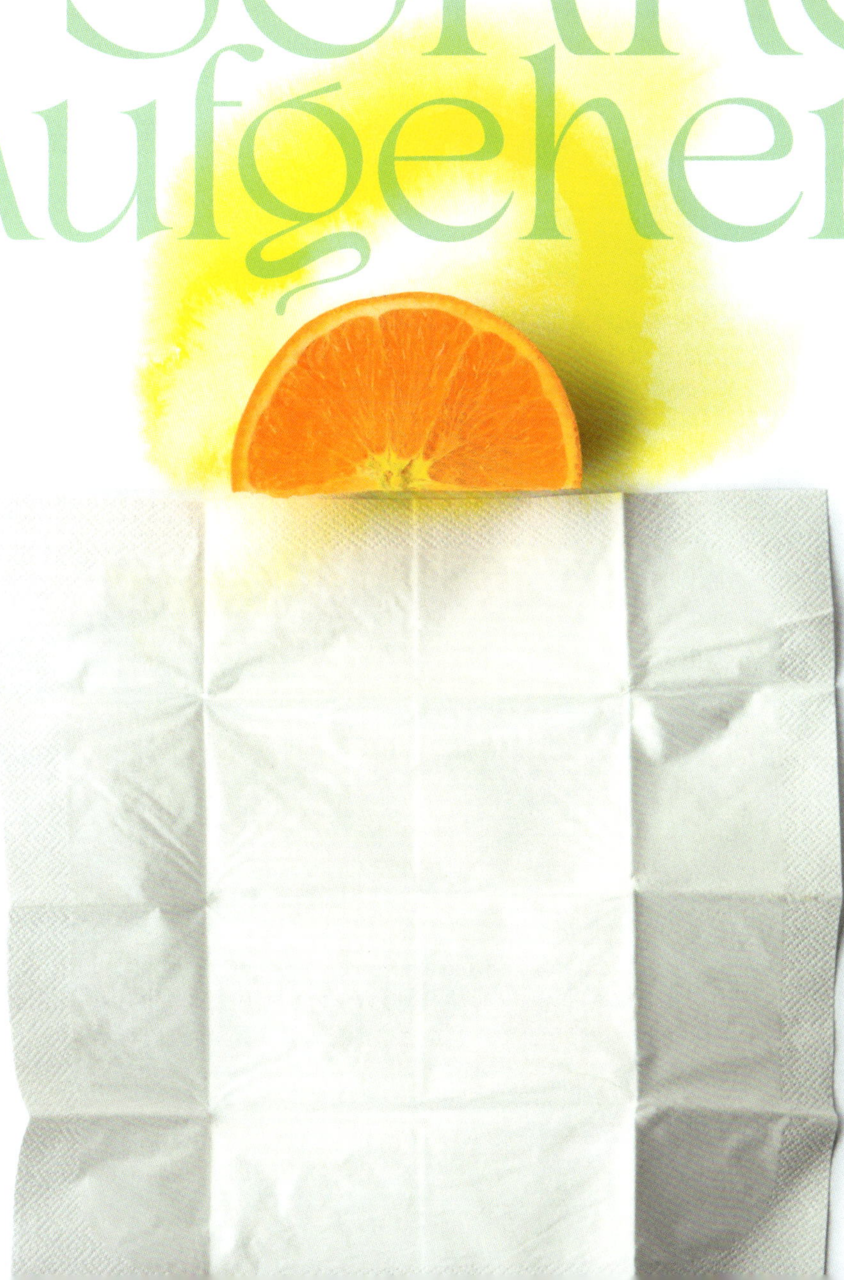

Weniger Stress – mehr Entspannung

MANDARINE-ROLL-ON FÜR UNTERWEGS

BEI STRESS UND UNRUHE

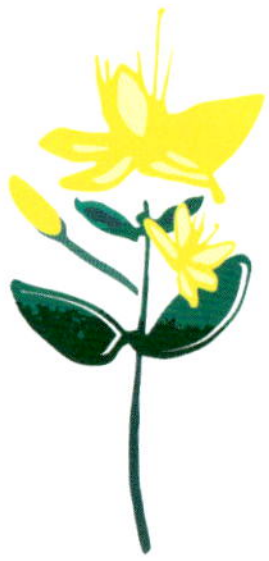
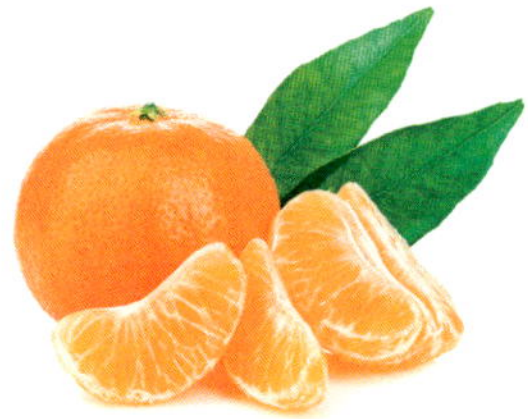
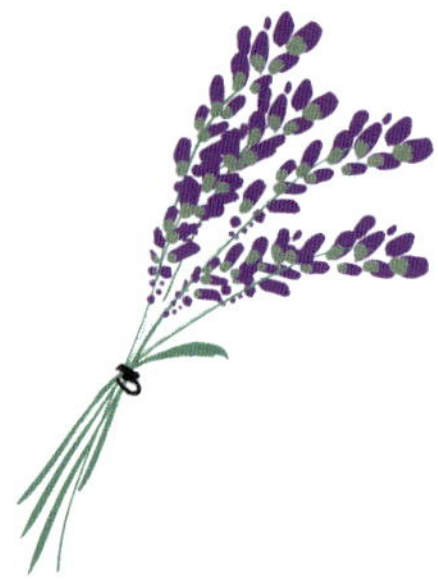

9 ml JOHANNISKRAUTÖL

10 TR MANDARINENÖL

10 TR LAVENDELÖL

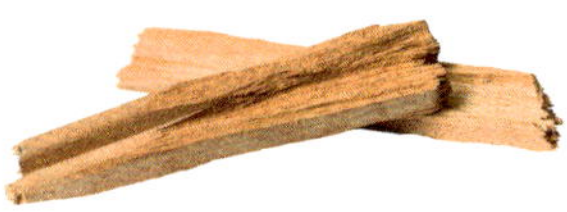
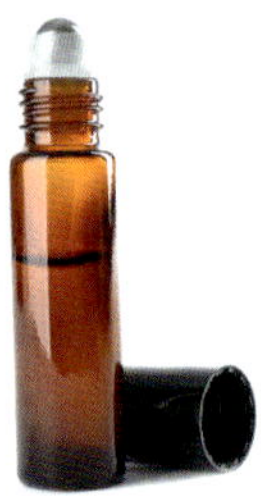

10 TR SANDELHOLZÖL 8 %

1 ROLL-ON, 10 ML

MIND. 50 ANWENDUNGEN

5 MIN.

ZUM AUFTRAGEN

Zutaten in den Roll-on geben, verschließen, gut schütteln. • Bei Bedarf auf Schläfen, Nacken und Pulspunkte abrollen, nach Belieben einmassieren und daran riechen. • Am besten bei den ersten Anzeichen von Unruhe einsetzen und mehrmals täglich auftragen. • Im Dekolleté aufgetragen steigt der Duft besonders gut direkt in die Nase.

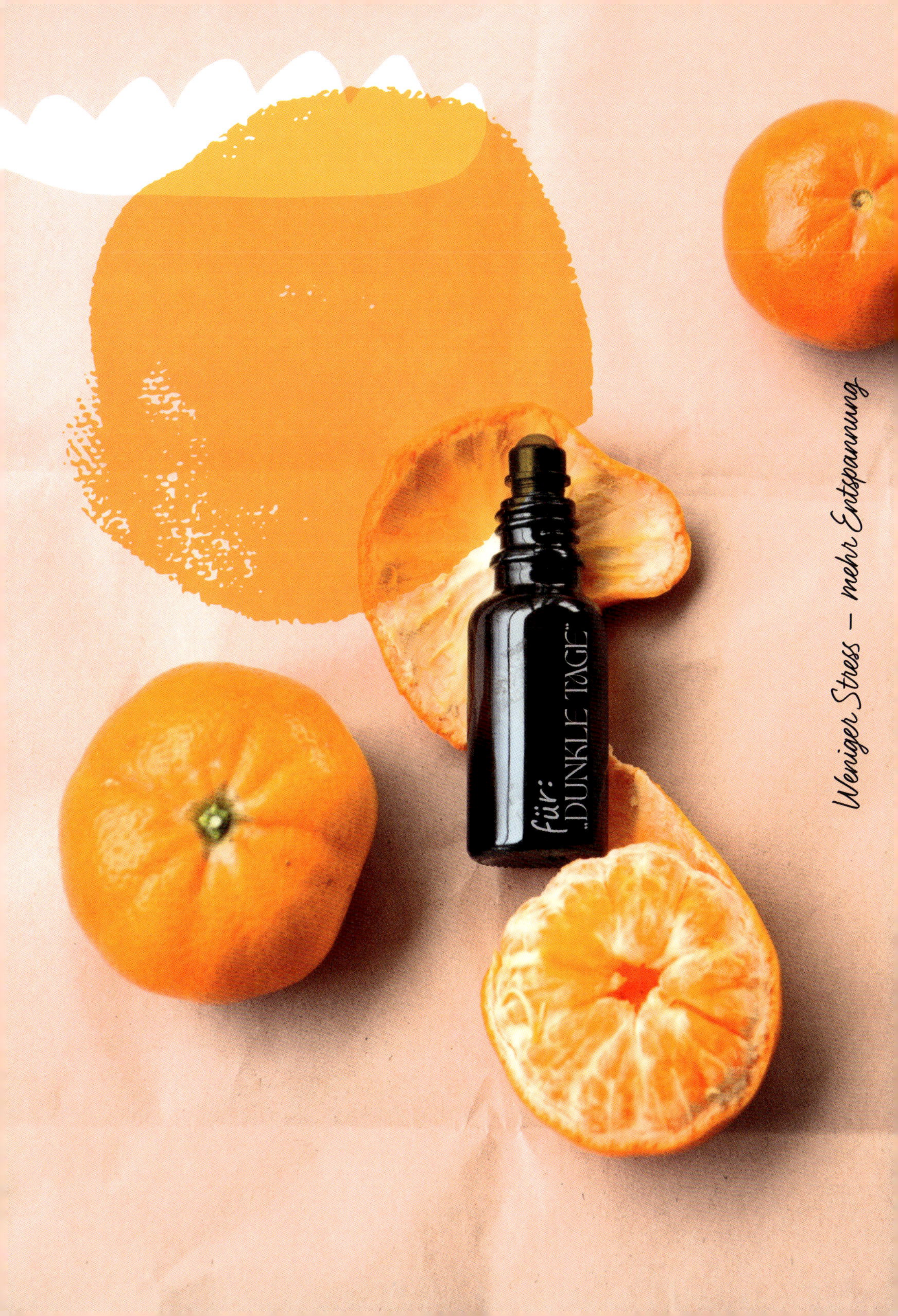
für:
„DUNKLE TAGE"
Weniger Stress – mehr Entspannung

GRÜNER SMOOTHIE MIT BASILIKUM

VITAMINPOWER BEI STRESS

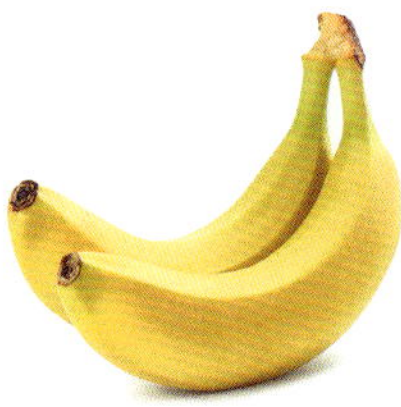

2 (150 g zusammen)
BANANEN (OHNE SCHALE)

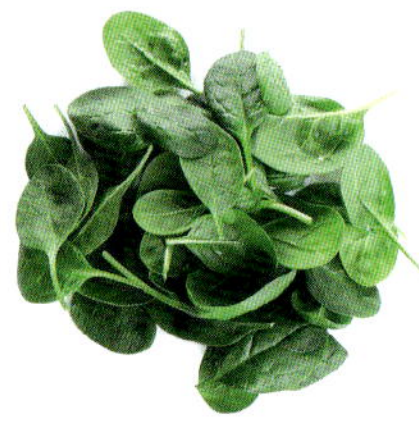

100 g
SPINATBLÄTTER

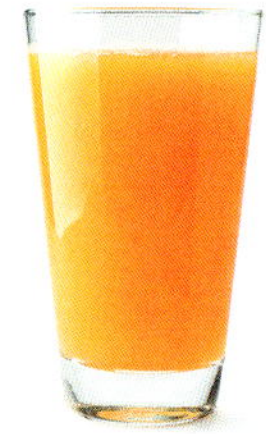

300 ml
FRISCH GEPRESSTER ORANGENSAFT

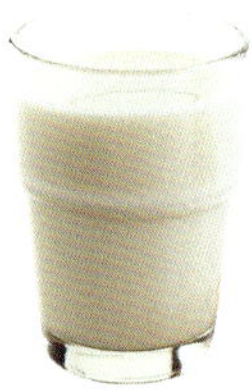

100 ml
HAFERSAHNE

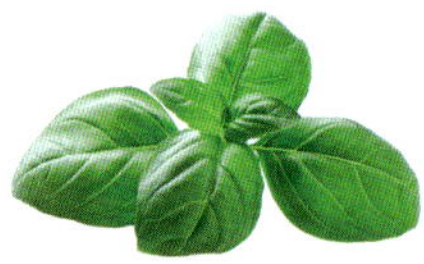

1 TR
BASILIKUMÖL

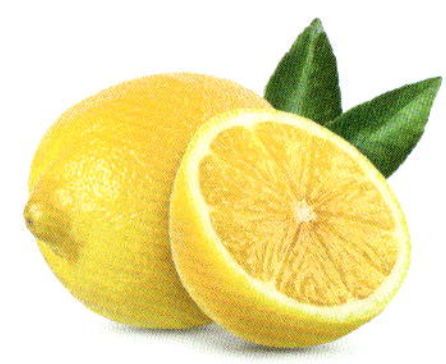

2 TR
ZITRONENÖL

2 GLÄSER

20 MIN.

ZUM TRINKEN

Banane grob zerkleinern. • Zarte Spinatblätter waschen. • Beides im Mixer mit Orangensaft pürieren, bis die Masse schön cremig ist. • Hafersahne dazugießen, Bio-Aromen dazutropfen, nochmals gut mixen. • Nach Belieben zusätzlich süßen, zum Beispiel mit Ahornsirup.

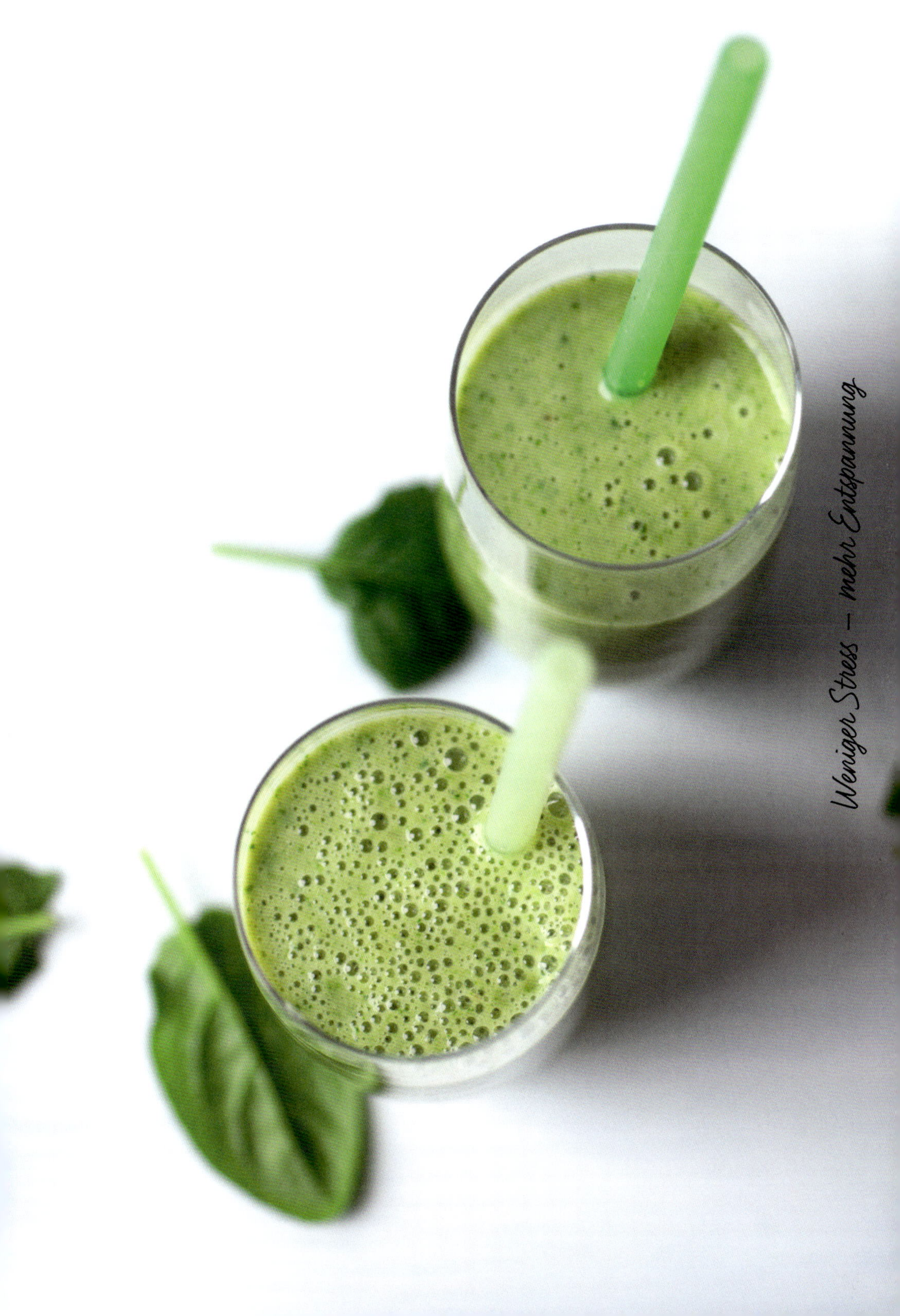
Weniger Stress – mehr Entspannung

GUTE-LAUNE-RAUMDUFT

FÜR MEHR ENERGIE UND FREUDE

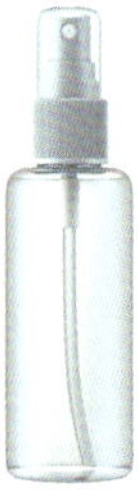

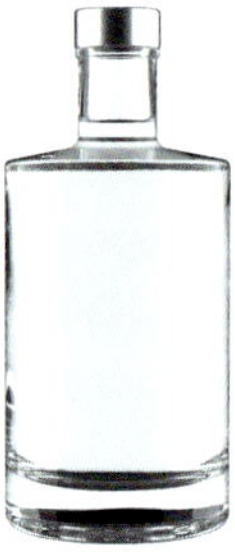

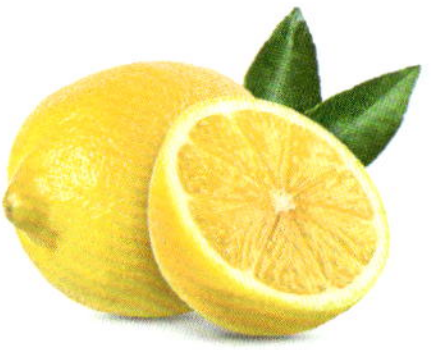

1
SPRÜHFLASCHE, 50 ML

50 ml natürlicher
ALKOHOL AUS PFLANZLICHEN ROHSTOFFEN

20 TR
ZITRONENÖL

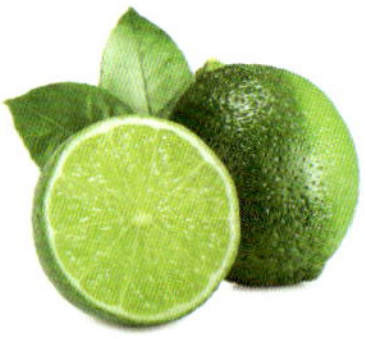

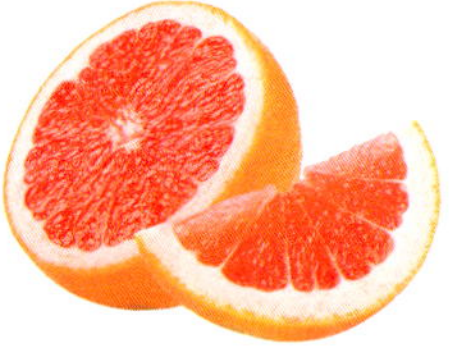

10 TR
LIMETTENÖL

25 TR
GRAPEFRUITÖL

20 ANWENDUNGEN

5 MIN.

ZUR RAUMBEDUFTUNG

Sprühflasche mit natürlichem Alkohol füllen, ätherische Öle hineintropfen. • Flasche schließen, gut schütteln. • Die verschiedenen Zitrusdüfte verbreiten beim Sprühen unmittelbar eine mediterrane Atmosphäre voller Freude und Energie. • Vor jedem Gebrauch immer gut schütteln.

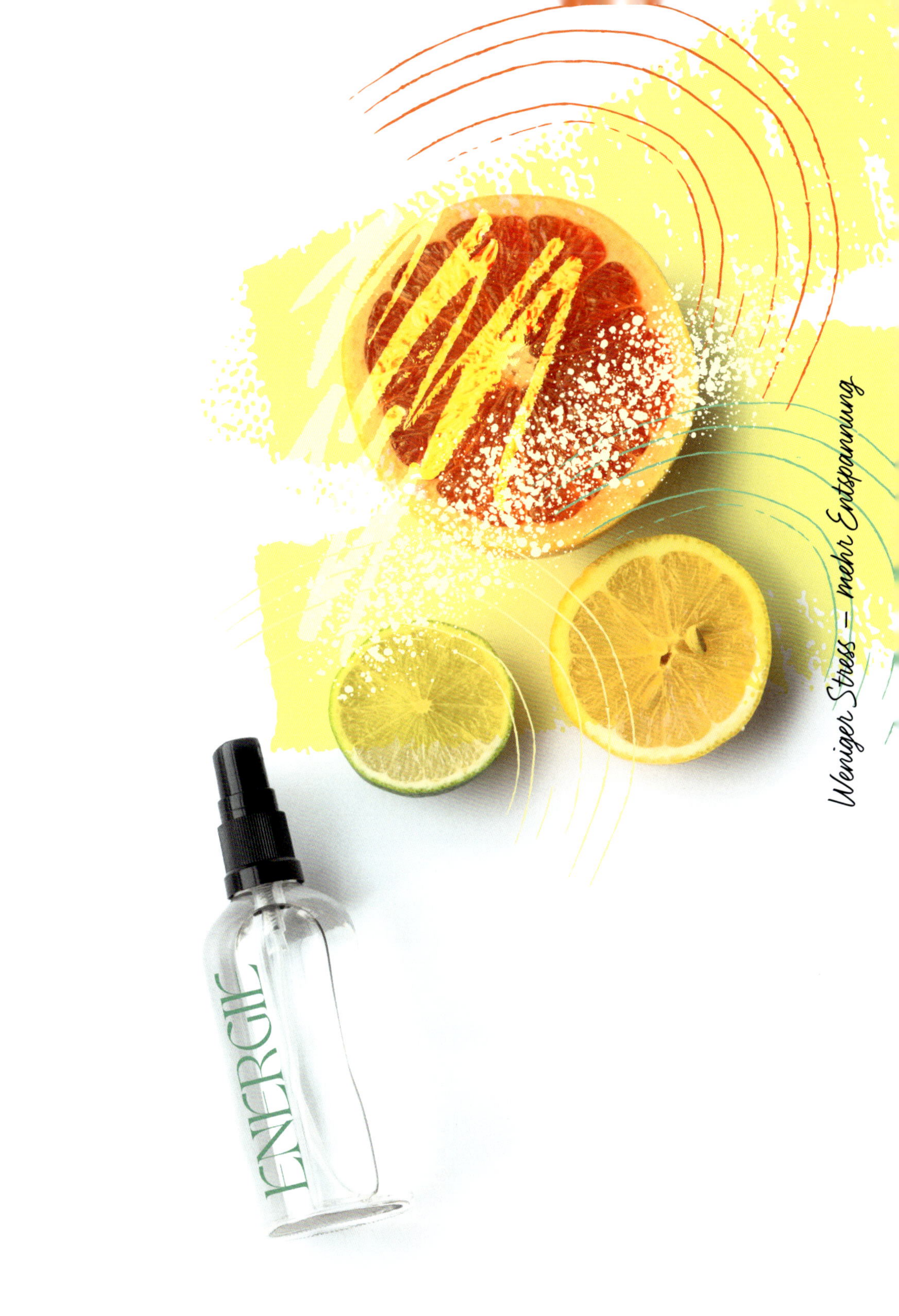
Weniger Stress – mehr Entspannung
ENERGIE

RAUMDUFT MIT ZITRONE

FÜR MEHR MOTIVATION UND KONZENTRATION

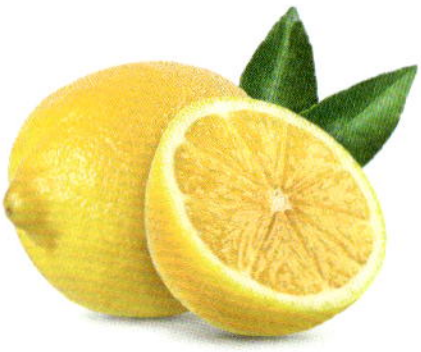

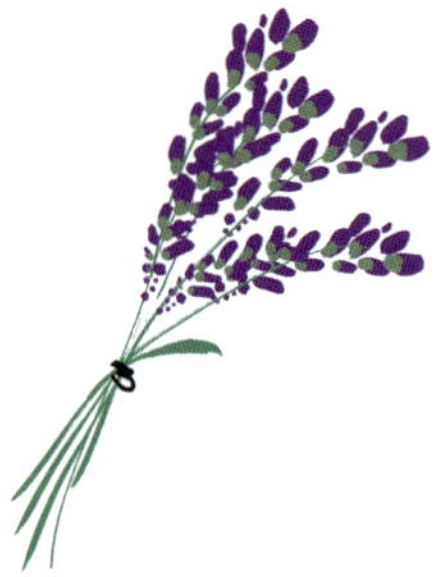

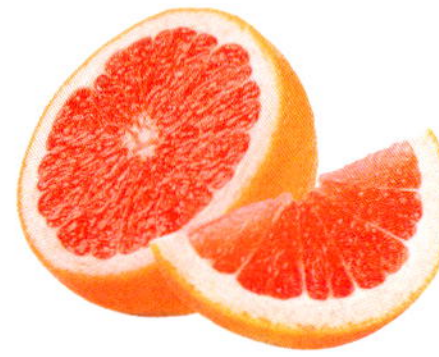

5 TR ZITRONENÖL — 2 TR LAVENDELÖL — 3 TR GRAPEFRUITÖL

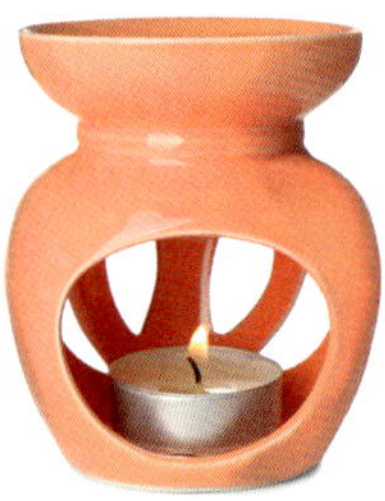

1 DUFTLAMPE

1 ANWENDUNG

2 MIN.

ZUR RAUM-BEDUFTUNG

Ätherische Öle miteinander mischen. • In eine Duftlampe oder ein Duftgerät geben. Alternativ auf ein Taschentuch träufeln. • Für Schüler ist es vorteilhaft, den Duft, der zu Hause beim Lernen verwendet wird, auch in die Schule mitzunehmen, z.B. bei Klassenarbeiten. • Lavendel ist wichtig, um mit mehr Gelassenheit Anspannung und Stress vorzubeugen.

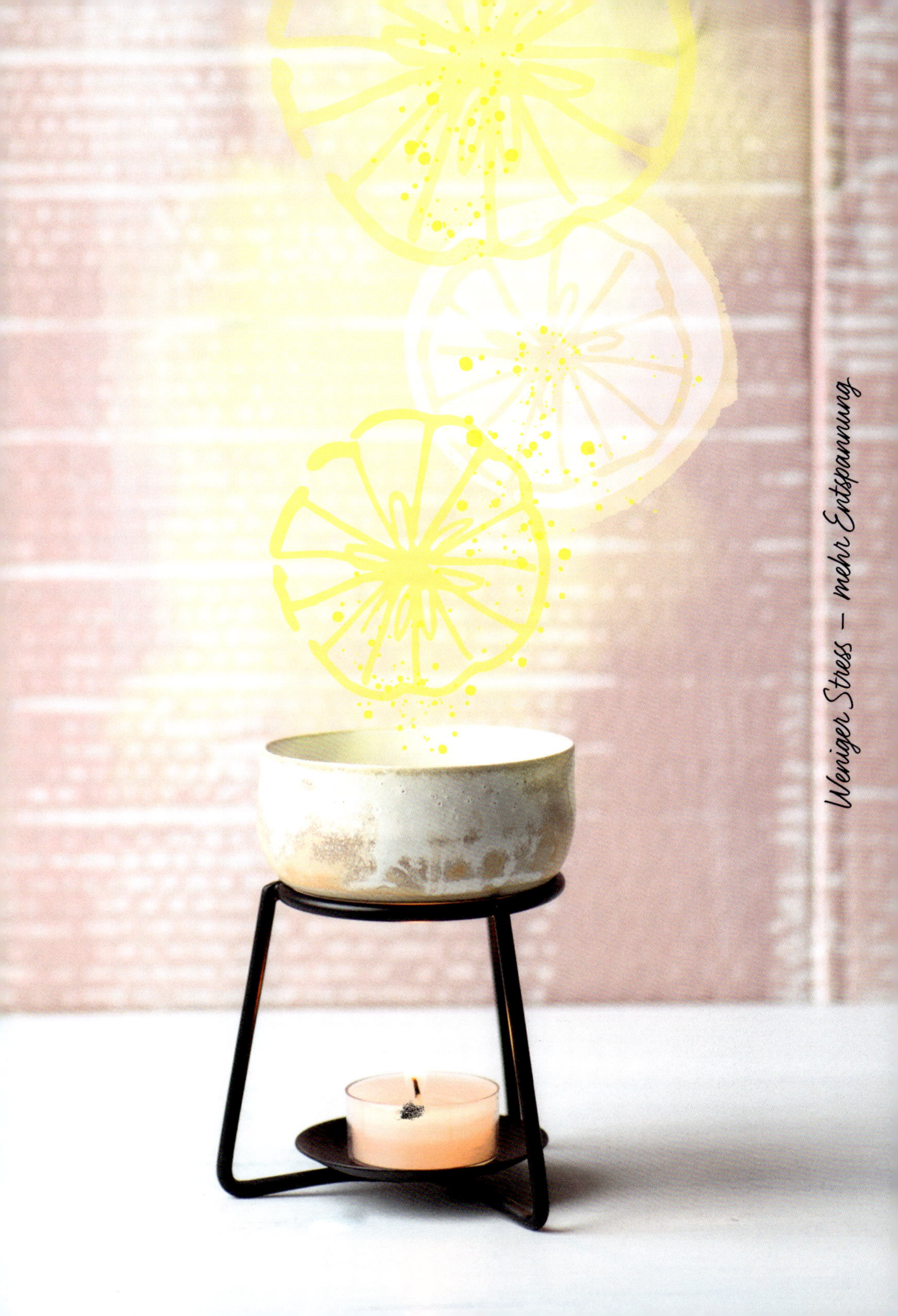
Weniger Stress – mehr Entspannung

ERDENDER RAUMDUFT MIT ZEDER

FÜR RUHE UND MEDITATION

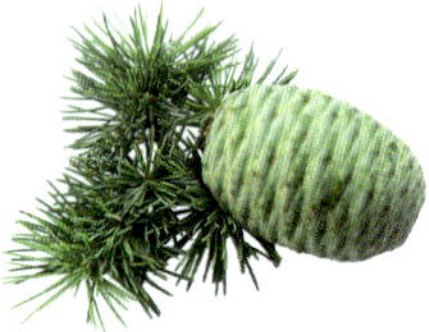

2 TR
ZEDERNÖL

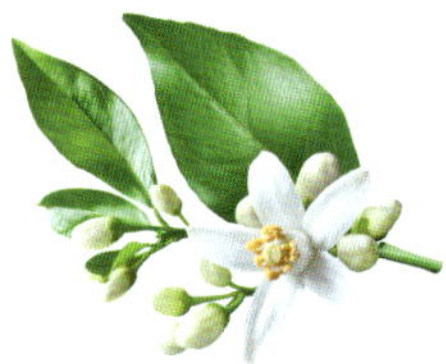

3 TR
NEROLIÖL 2 %

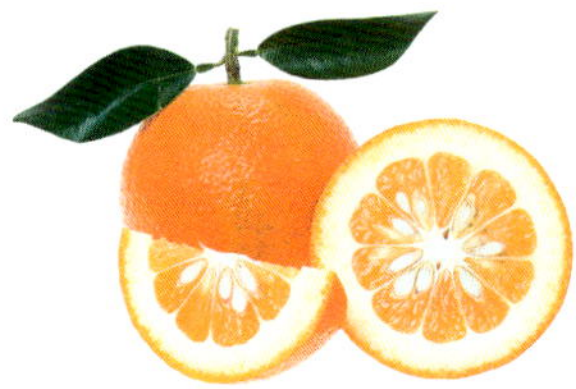

5 TR
BITTERORANGENÖL

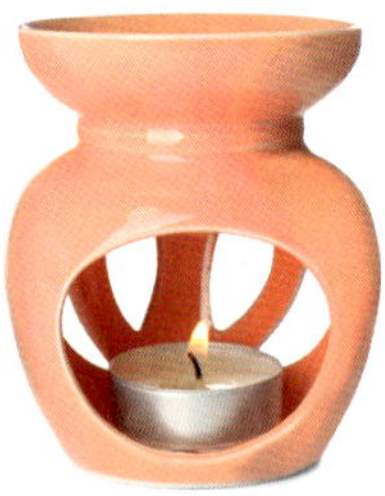

1
DUFTLAMPE

1 ANWENDUNG

2 MIN.

ZUR RAUMBEDUFTUNG

Ätherische Öle miteinander mischen. • In eine Duftlampe oder ein Duftgerät geben. Alternativ auf ein Taschentuch träufeln. • Der Duft ist für einen Raum von ca. 20–25 m² geeignet, bei kleineren Räumen entsprechend niedriger dosieren. • Der Duft wirkt erdend und hilft beim Fokussieren auf die Themen »Loslassen und Regenerieren«.

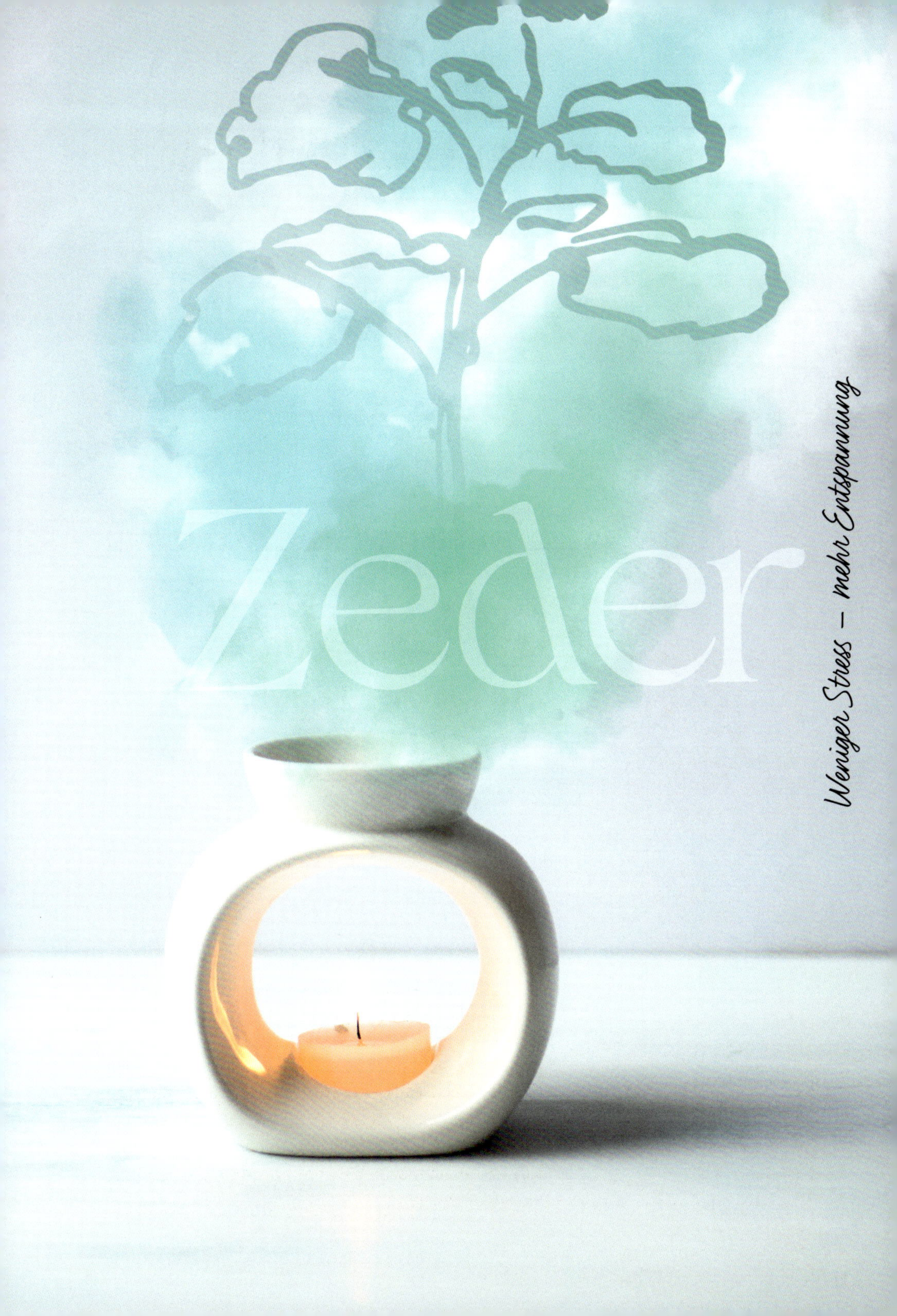
Zeder
Weniger Stress – mehr Entspannung

ENTSPANNENDES LAVENDEL-FUSSBAD

BEI DRUCK UND ÜBERLASTUNG

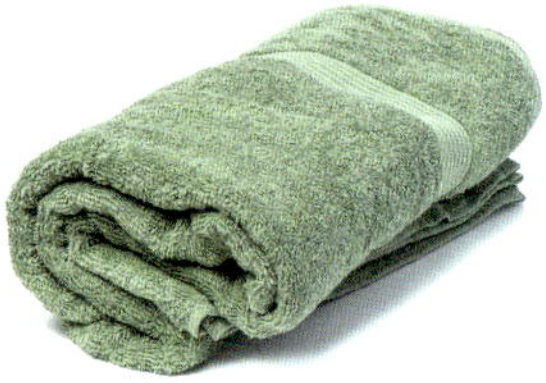
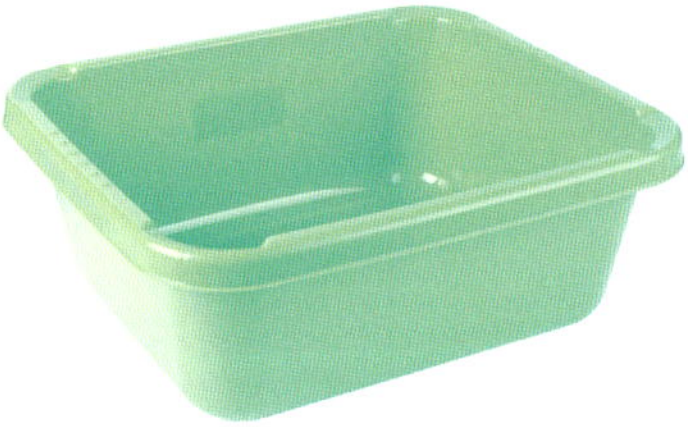
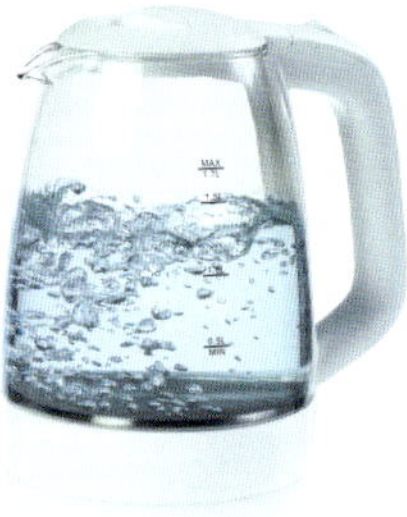

1 HANDTUCH

1 WANNE, IN DIE DIE FÜßE GUT HINEINPASSEN

2 l HEIßES WASSER

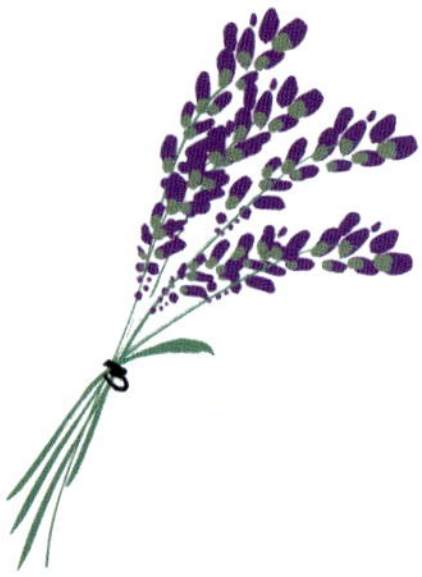
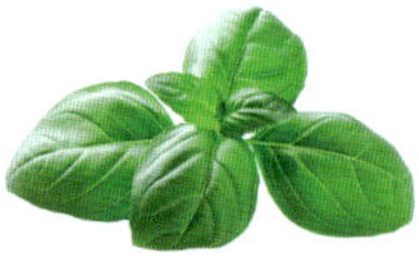
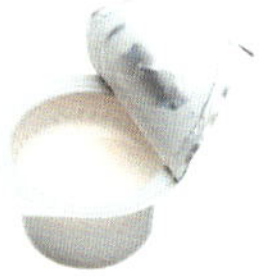

5 TR LAVENDELÖL

1 TR BASILIKUMÖL

1 EL KAFFEESAHNE

1 ANWENDUNG

5 MIN. + 20–30 MIN. EINWIRKEN

ZUM BADEN

Handtuch zum Abtrocknen bereitlegen, bequem auf einen Stuhl setzen. • Heißes Wasser in die Wanne gießen, bis die Füße bis zu den Knöcheln bedeckt sind. • Öle in der Kaffeesahne lösen, dem Bad zugeben, mit den Füßen etwas verteilen. • Entspannt das Bad genießen. • Danach Füße gut abtrocknen.

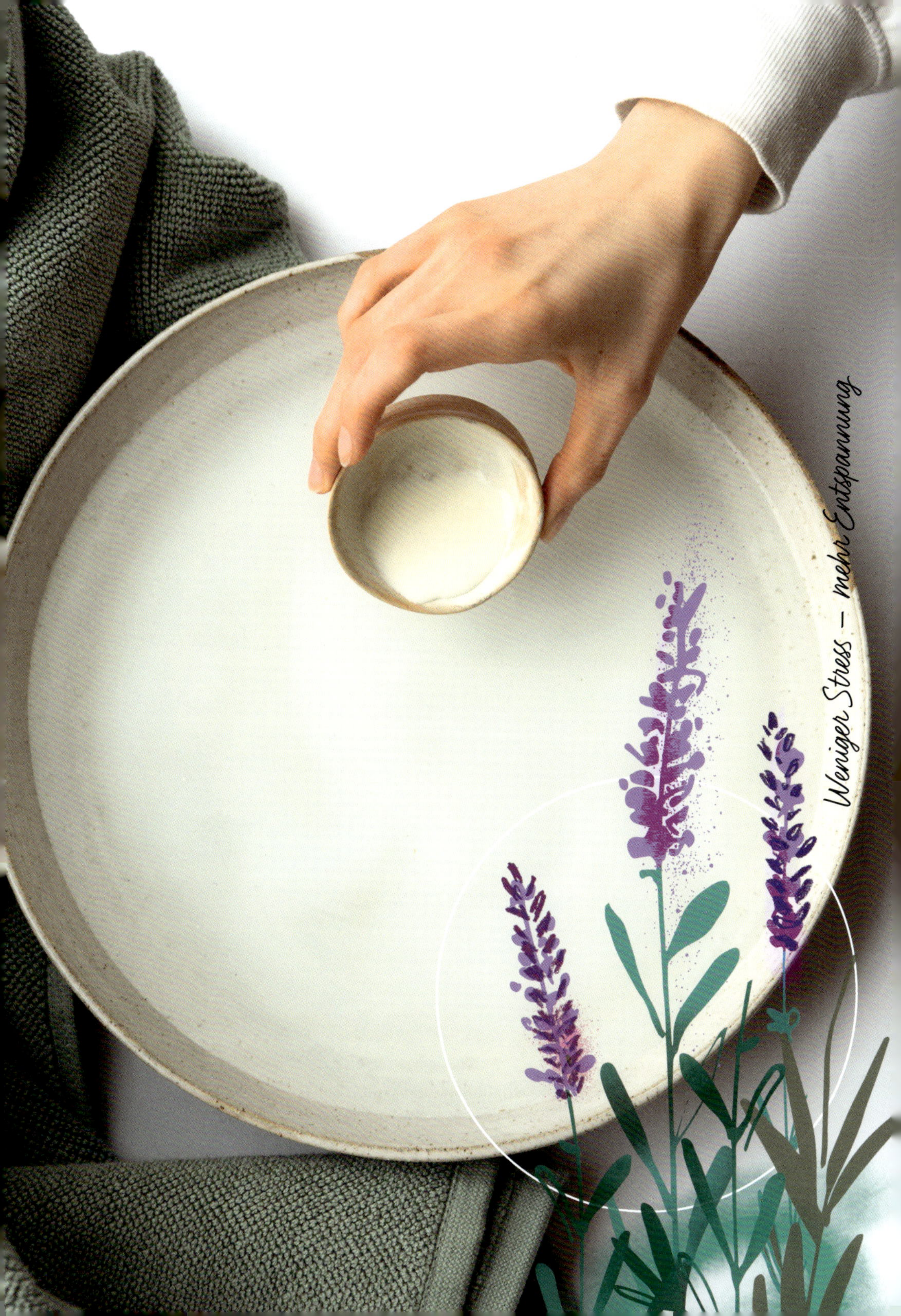
Weniger Stress – mehr Entspannung

HEISSE TASSE »LAVENDEL«

ZUM SCHLAFEN

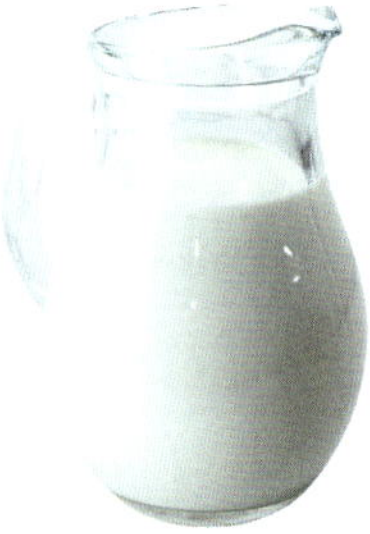

200 ml
MILCH

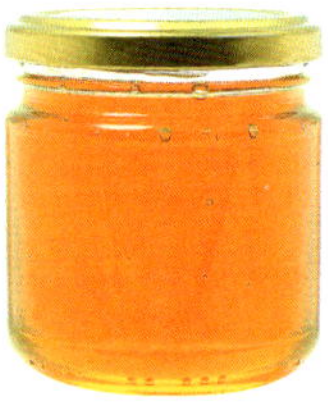

1 TL
HONIG ODER SIRUP

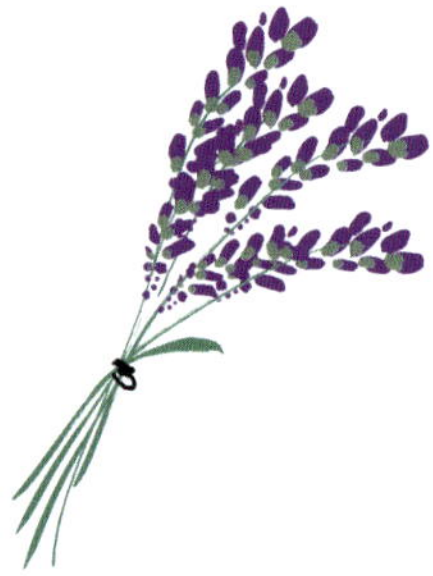

1 TR
LAVENDELÖL

1 BECHER

5 MIN.

ZUM TRINKEN

Milch (oder pflanzliche Alternative wie Haferdrink) sanft anwärmen. • Auf einen TL Honig max. 1 TR Lavendelöl tropfen. • Löffel in die Tasse geben. Mit warmer Milch aufgießen, gut umrühren. • Lavendel schmeckt hoch dosiert bitter, daher niemals mehr als 1 TR verwenden, gerne auch weniger. • Genauso heißen Kakao zubereiten.

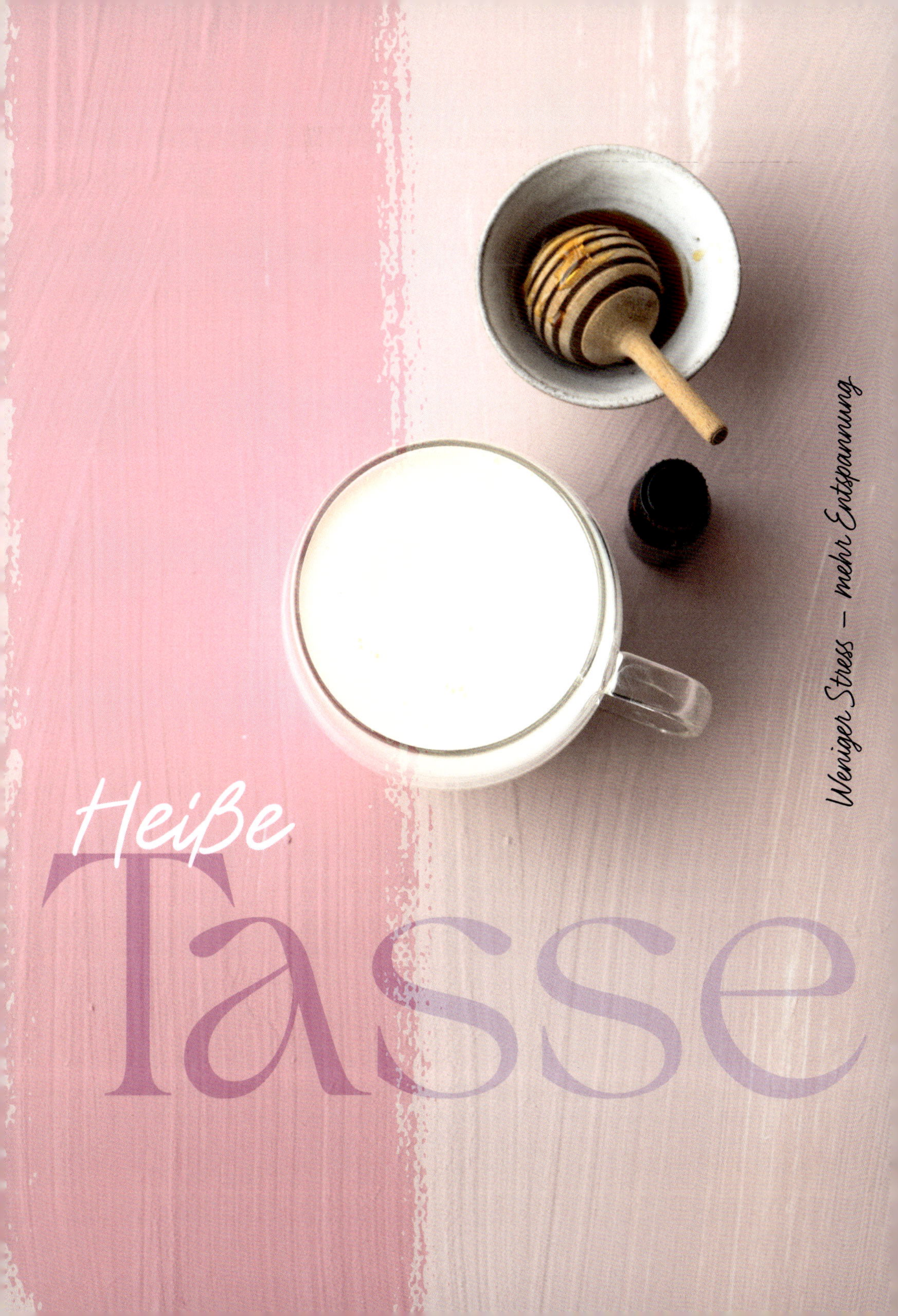

Heiße Tasse

Weniger Stress – mehr Entspannung

ROSENDESSERT MIT MANGO

BALSAM FÜR DIE SEELE

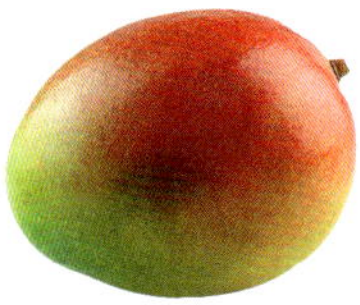

1 reife
MANGO

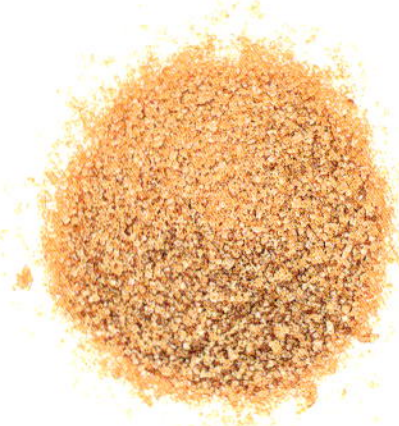

30 g
ROHROHRZUCKER

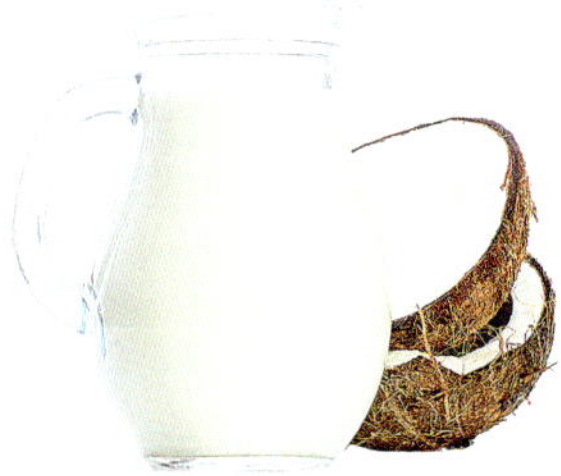

200 ml
KOKOSMILCH

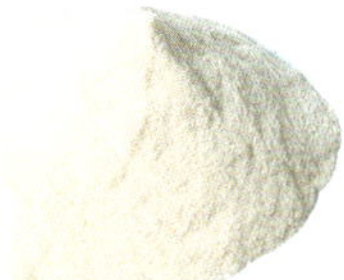

½ TL
AGAR-AGAR

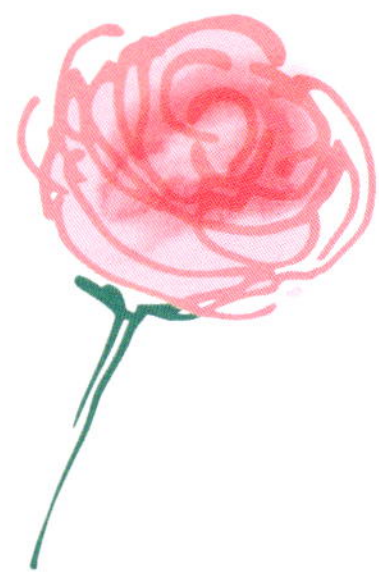

2 TR
ROSENÖL 3 %

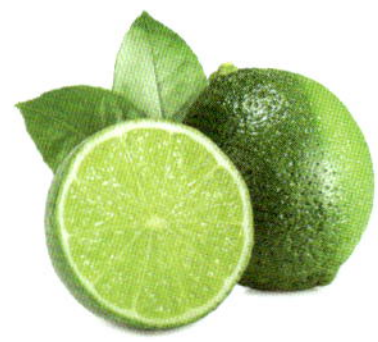

1 TR
LIMETTENÖL

2 PORTIONEN

20 MIN. + 2 STD. KALT STELLEN

ZUM ESSEN

Mangostücke mit Rohrohrzucker pürieren. • In einem kleinen Topf Kokosmilch erhitzen, Agar-Agar dazugeben, 5 Min. köcheln lassen. • Bio-Aromen und pürierte Mango unterziehen. • Creme in 2 Schälchen füllen, in den Kühlschrank stellen. • Creme vor dem Servieren eventuell noch einmal durchrühren, damit sie noch cremiger ist.

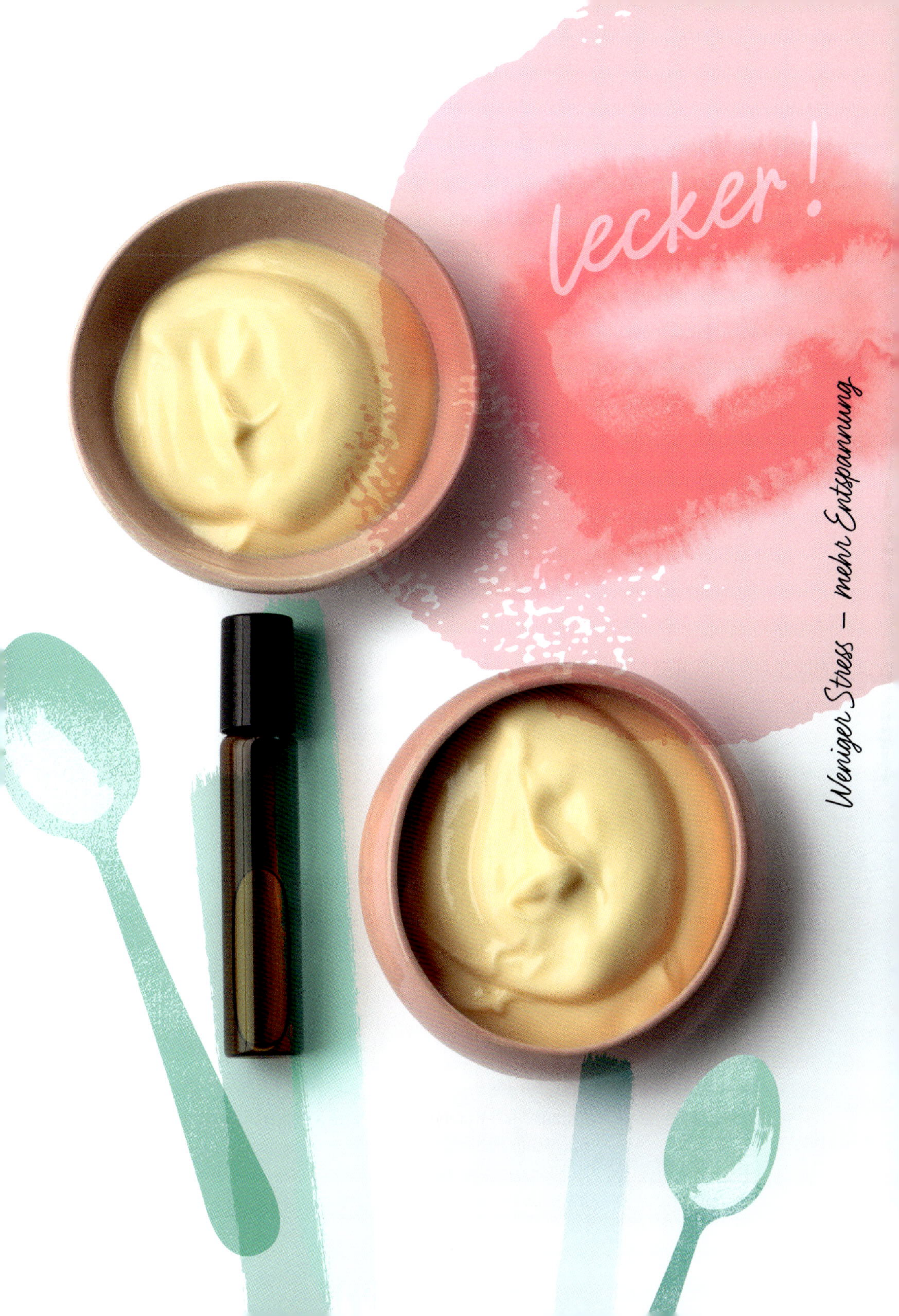
lecker!
Weniger Stress – mehr Entspannung

BERUHIGENDES ROSEN-BAD

ZUM SCHLAFEN

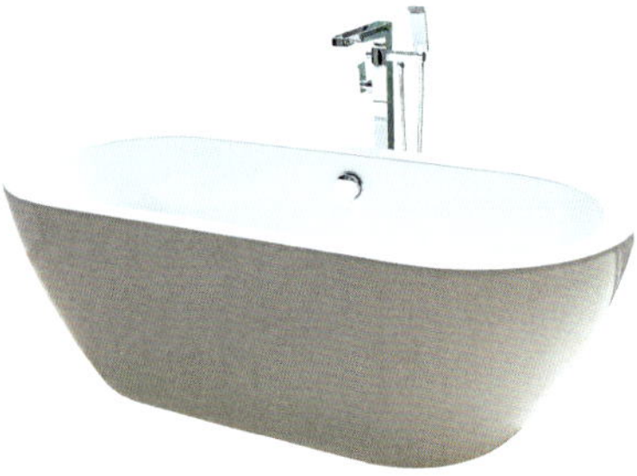

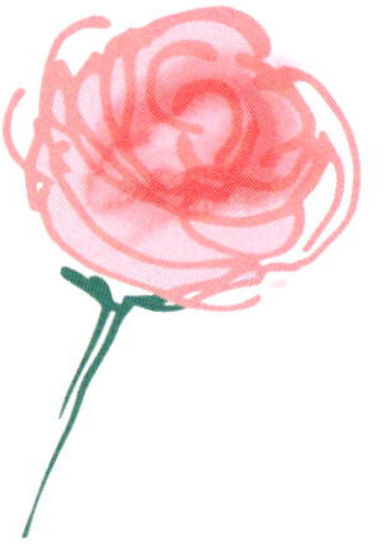

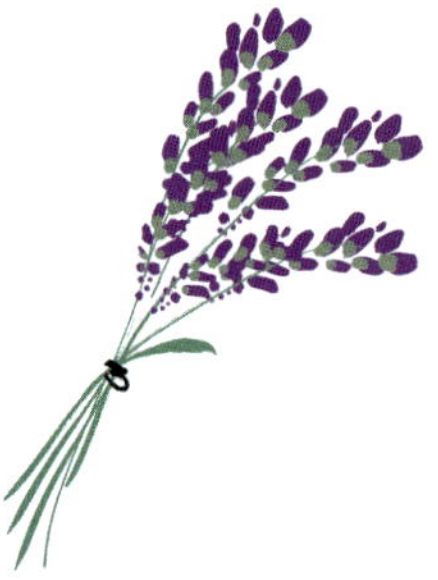

1
BADEWANNE

3 TR
ROSENÖL 2 %

5 TR
LAVENDELÖL

2 EL
KAFFEESAHNE

1 ANWENDUNG

5 MIN. + 20–30 MIN. EINWIRKEN

ZUM BADEN

Badewanne mit warmem Wasser füllen. • Ätherische Öle in einer kleinen Schale oder Tasse in der Kaffeesahne lösen, ins Bad geben, mit der Handbrause etwas verteilen. • Vor dem Schlafen entspannt das Bad genießen, dabei die Gedanken auf Loslassen und Entspannen lenken. • Evtl. mit Kerzenlicht oder sanfter Musik unterstützen.

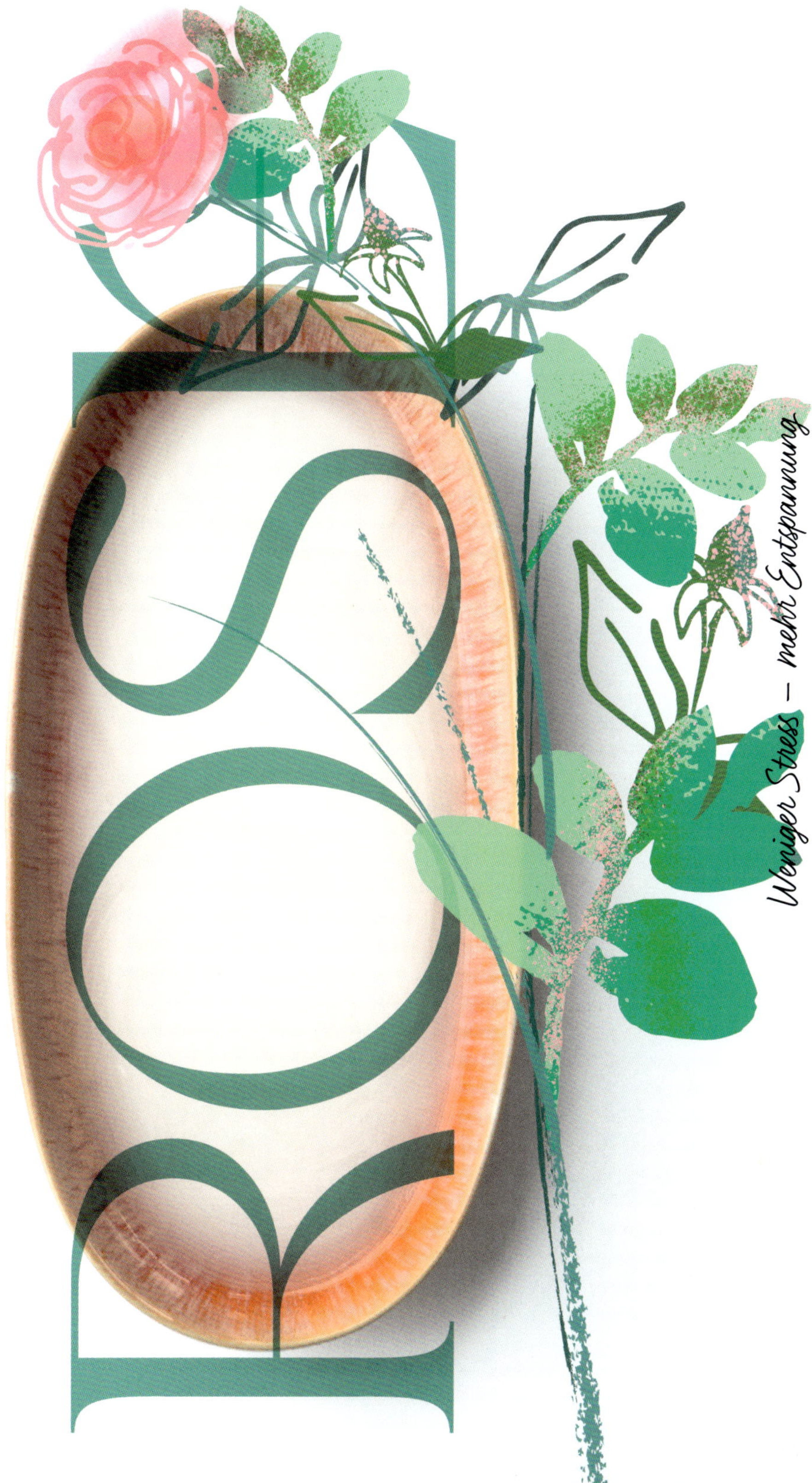
ROSE
Weniger Stress – mehr Entspannung

CISTROSE-LAVENDEL-RAUMSPRAY

FÜR EINEN GUTEN SCHLAF

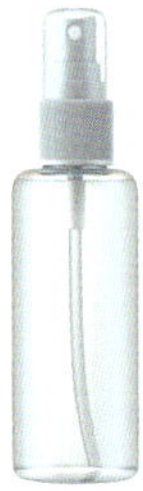

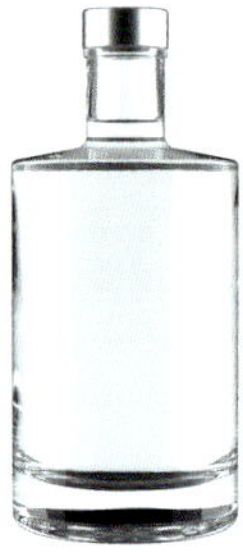

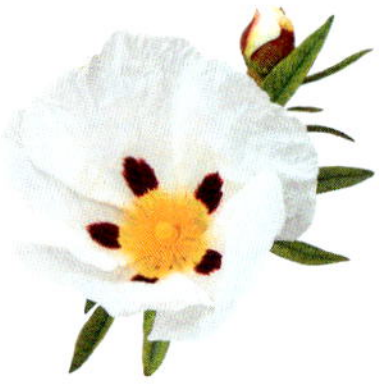

1
SPRÜHFLASCHE, 50 ML

50 ml natürlicher
ALKOHOL AUS PFLANZLICHEN ROHSTOFFEN

8 TR
CISTROSENÖL

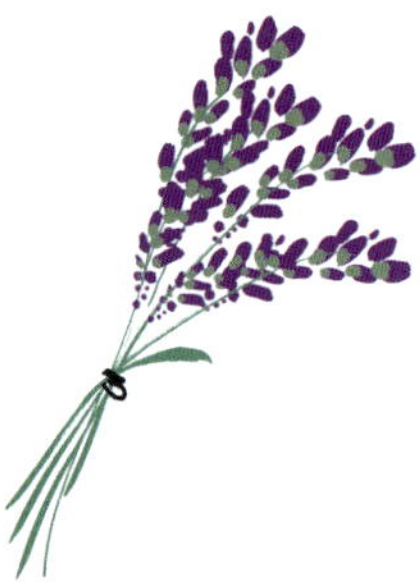

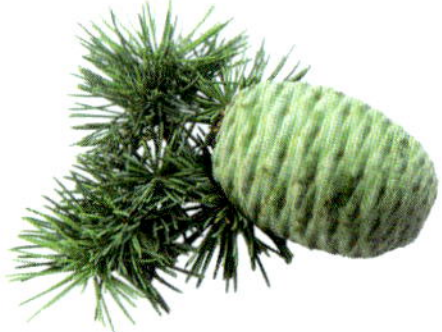

15 TR
LAVENDELÖL

3 TR
ZEDERNÖL

20 ANWENDUNGEN

5 MIN.

ZUR RAUMBEDUFTUNG

Sprühflasche mit natürlichem Alkohol füllen, ätherische Öle hineintropfen. Flasche schließen und gut schütteln. • Vor dem Schlafen ein paar Sprühstöße in den Raum sprühen und sich einhüllen lassen von den balsamischen Ruhedüften. • Vor Gebrauch immer gut schütteln.

LAVENDEL-EINREIBUNG FÜR DIE SCHLÄFEN

ZUM EINSCHLAFEN

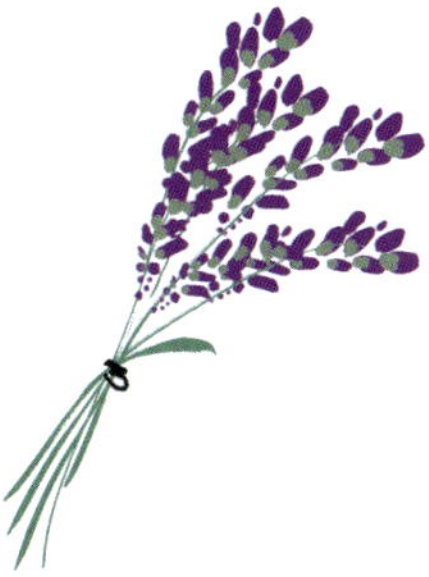

2 TR
LAVENDELÖL

1 ANWENDUNG

1 MIN.

ZUM AUFTRAGEN

Je 1 TR Lavendelöl auf den Zeigefinger geben und beide Schläfen damit abtupfen. • Lavendelöl ist so gut verträglich, dass es ausnahmsweise auch punktuell pur auf der Haut verwendet werden darf. • Alternativ 3–4 TR Lavendelöl mit dem Zeigefinger auf das Kopfkissen streichen. • Der Duft hüllt ein und begleitet sanft in den Schlaf.

RAUMSPRAY MIT ZITRONENMYRTE

ZUR REINIGUNG DER RAUMLUFT

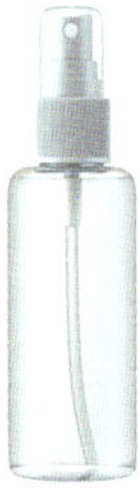

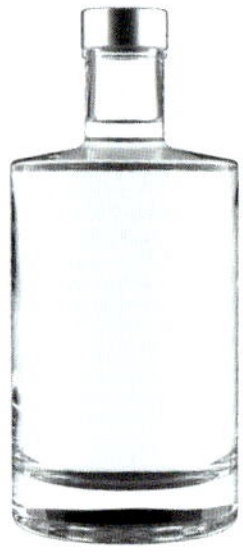

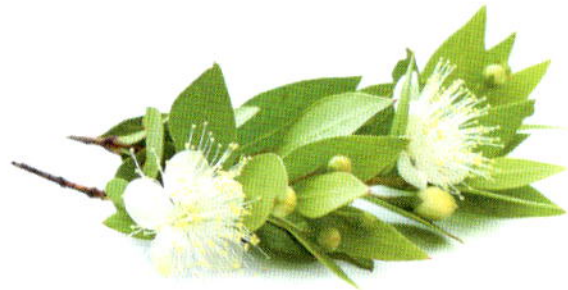

1
SPRÜHFLASCHE, 50 ML

50 ml natürlicher
ALKOHOL AUS PFLANZLICHEN ROHSTOFFEN

20 TR
ZITRONENMYRTENÖL

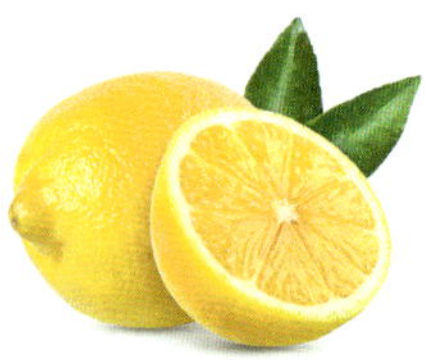

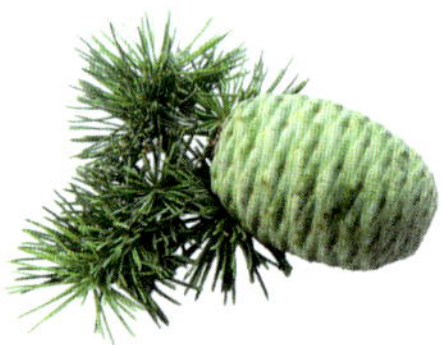

30 TR
ZITRONENÖL

5 TR
ZEDERNÖL

20 ANWENDUNGEN

5 MIN.

ZUR RAUMBEDUFTUNG

Sprühflasche mit natürlichem Alkohol füllen. Ätherische Öle hineintropfen. Flasche schließen und gut schütteln. • Vor jedem Gebrauch erneut gut schütteln. • Zitronenmyrte ist ein exotisch frischer Duft, der zusammen mit Zitrone sehr angenehm frisch riecht. • Zedernöl hilft gut, unangenehme Gerüche zu binden.

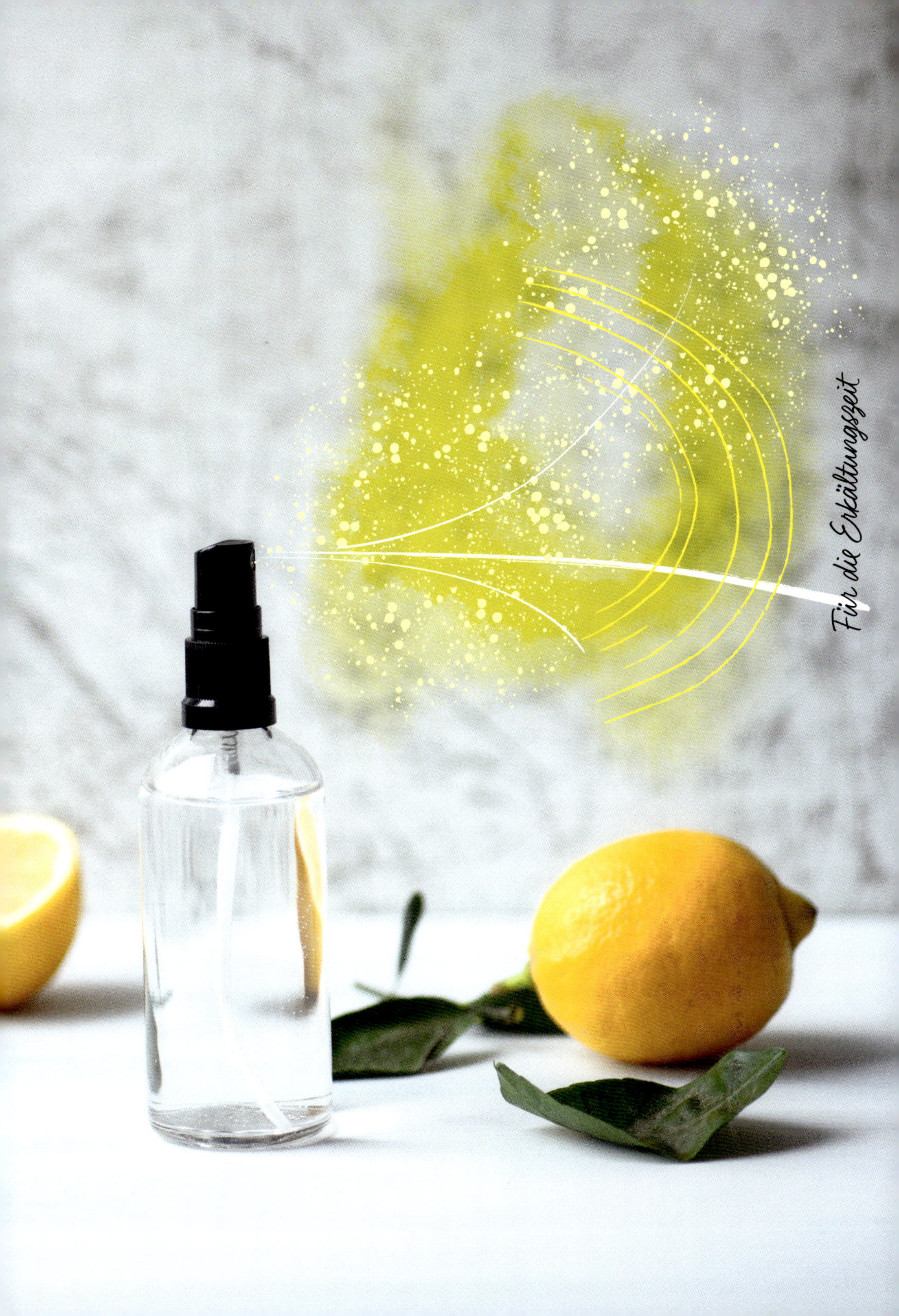
Für die Erkältungszeit

RAUMDUFT MIT RAVINTSARA

FÜR DIE ERKÄLTUNGSZEIT

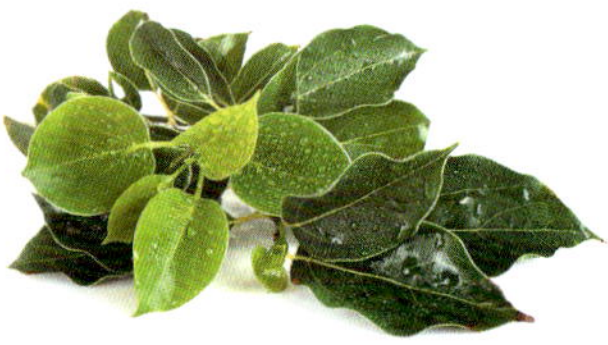

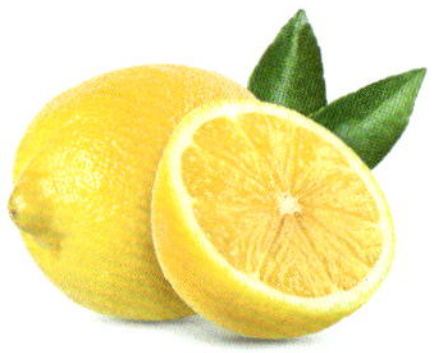

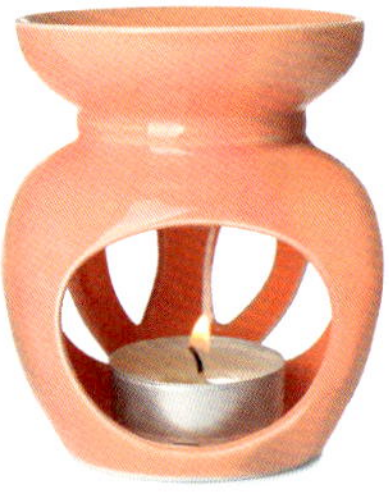

3 TR RAVINTSARAÖL — 5 TR ZITRONENÖL — 1 DUFTLAMPE

1 ANWENDUNG 2 MIN. ZUR RAUMBEDUFTUNG	Ätherische Öle in eine Duftlampe, ein Duftgerät oder einen Aromastreamer geben. Alternativ einfach auf ein Taschentuch träufeln. • Der Duft ist für einen Raum von ca. 20 – 25 m² geeignet, bei kleineren Räumen entsprechend niedriger dosieren. • Der Duft ist krautig frisch und hilft dem Körper bei der Abwehr von Erkältungserregern.

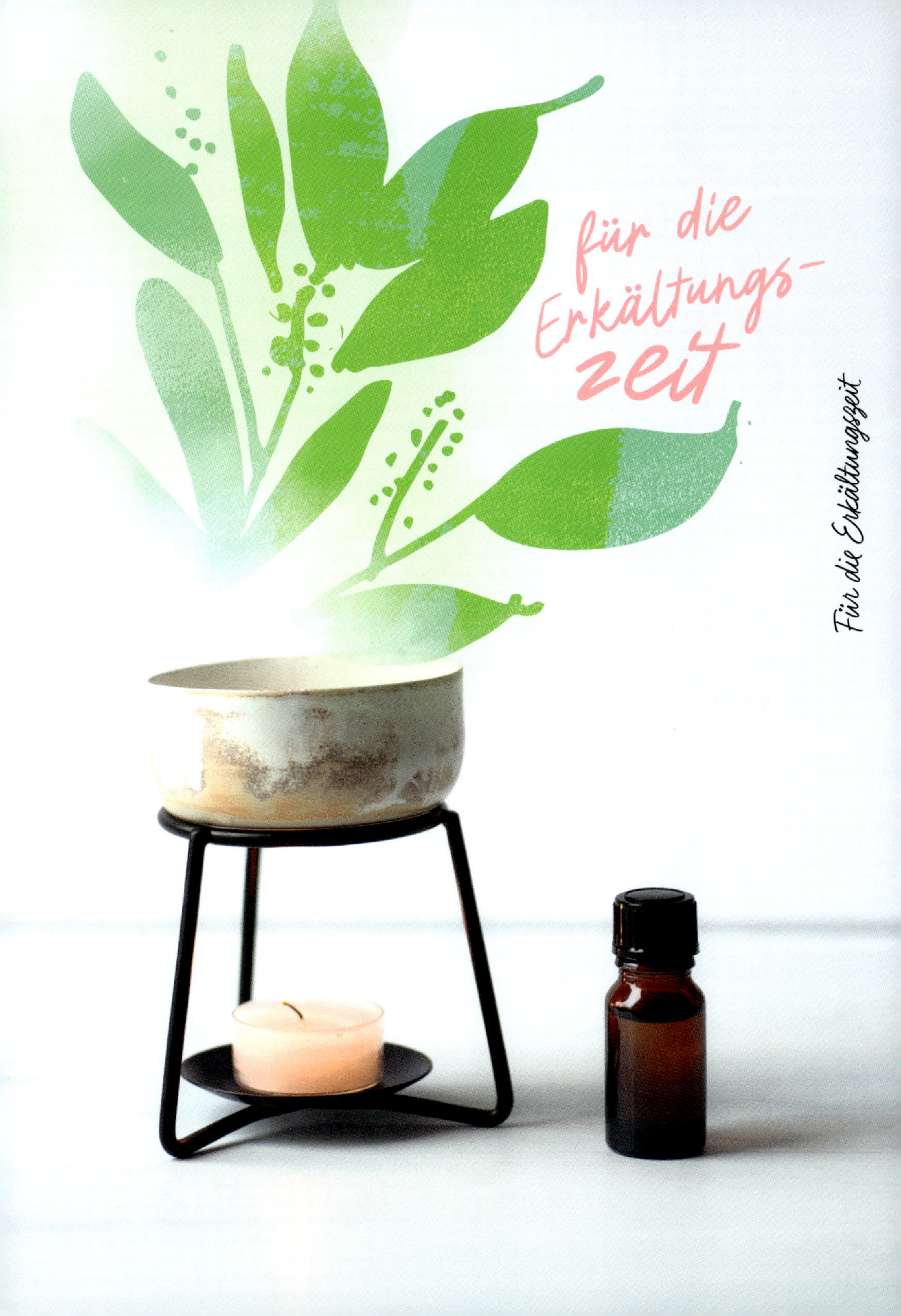
für die
Erkältungs-
zeit

EUKALYPTUS-INHALATION

BEI HUSTEN UND SINUSITIS

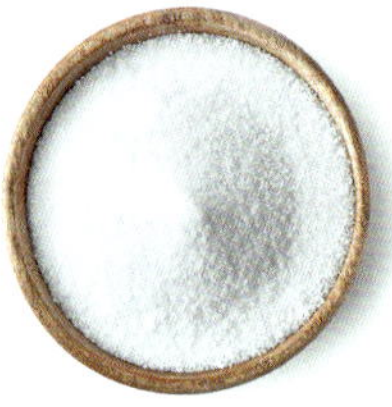

1 TL
SALZ

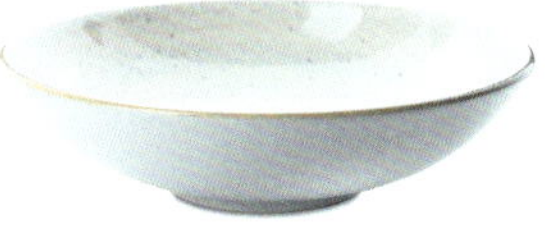

1
SCHALE

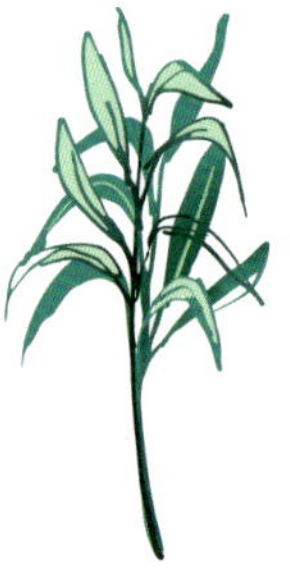

3 TR
EUKALYPTUSÖL

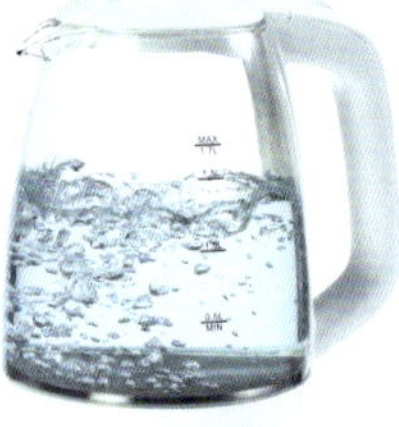

1 l
HEIßES WASSER

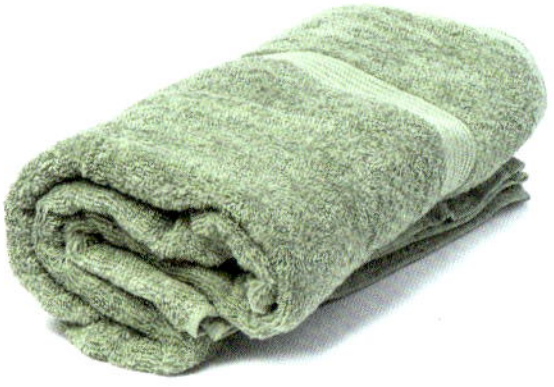

1
HANDTUCH

1 ANWENDUNG

2 MIN.

ZUM INHALIEREN

Salz in die Schale geben, Eukalyptusöl darauftropfen. Mit heißem Wasser aufgießen. • Kopf mit einem Handtuch abgedeckt darüberhalten. Dabei Augen geschlossen lassen. • Dämpfe so entspannt wie möglich einatmen. • Eukalyptus hilft beim Lösen von Schleim aus den Atemwegen. • Alternativ das Eukalyptusöl in einem Riechstift verwenden (trockene Inhalation).

Inhala-tion

Für die Erkältungszeit

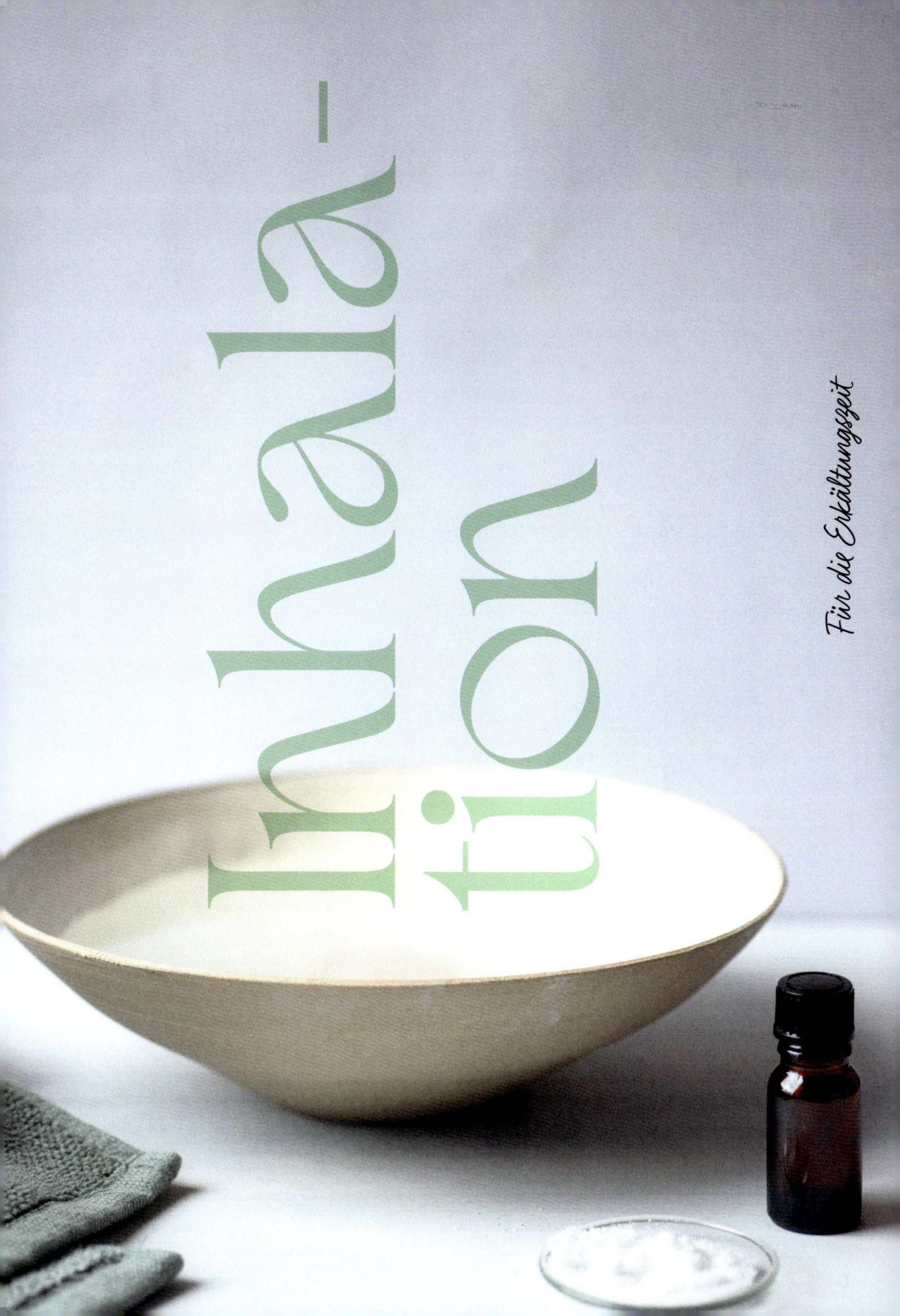

INHALATION MIT PFEFFERMINZE

BEI SCHNUPFEN

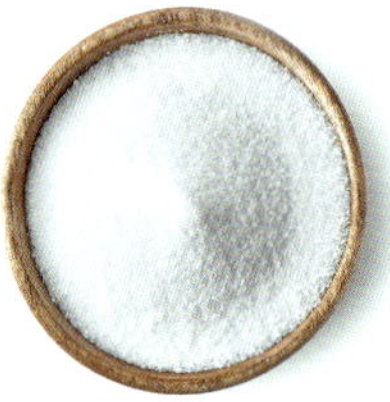

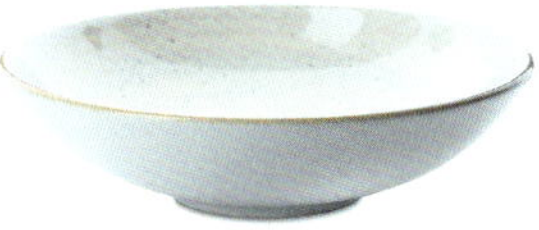

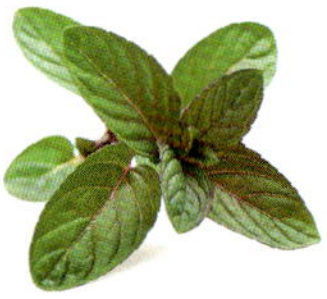

1 TL SALZ — 1 SCHALE — 3 TR PFEFFERMINZÖL

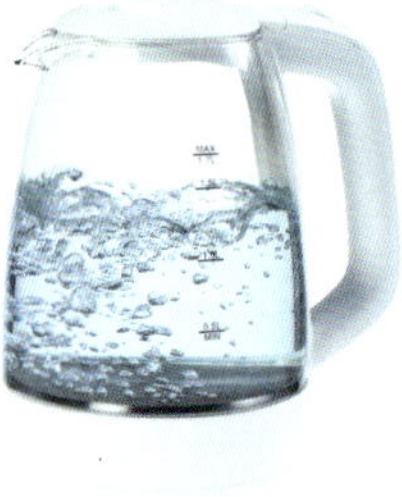

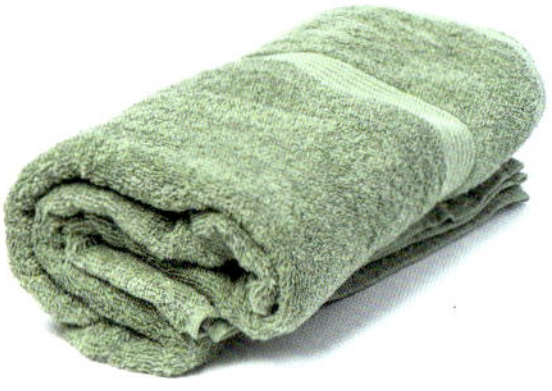

1 l HEIßES WASSER — 1 HANDTUCH

1 ANWENDUNG

2 MIN.

ZUM INHALIEREN

Salz in eine Schale geben, Pfefferminzöl darauftropfen. Mit heißem Wasser aufgießen. • Kopf mit einem Handtuch abgedeckt darüberhalten. Augen beim Inhalieren geschlossen lassen. • Alternativ die Zubereitung in einen handelsüblichen Inhalator geben. • Pfefferminze macht die Nase frei und hilft sehr gut bei Schnupfen.

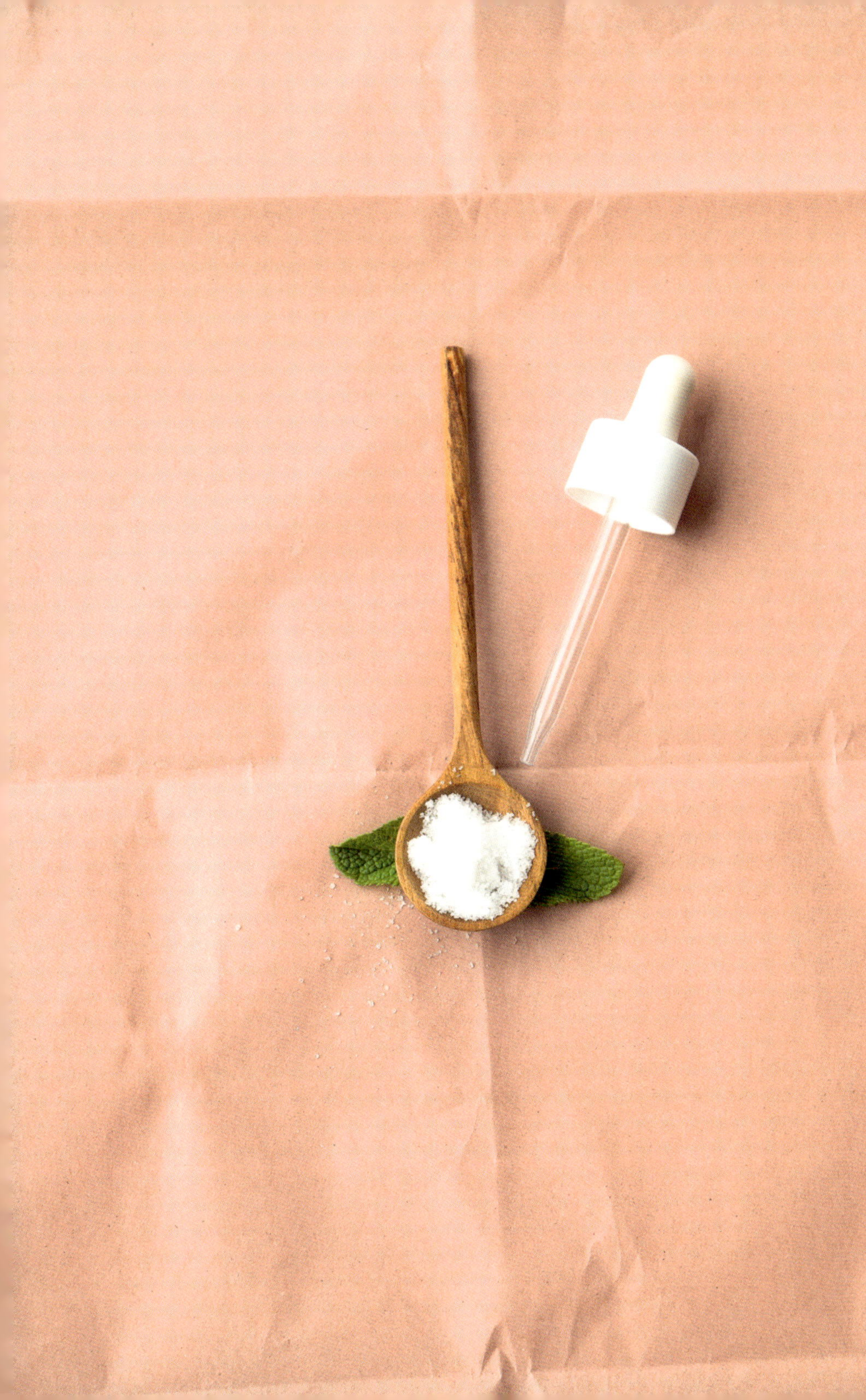

BALSAM MIT ANGELIKAWURZEL

BEI SCHNUPFEN

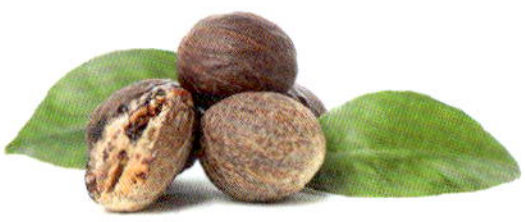

20 g
SHEABUTTER

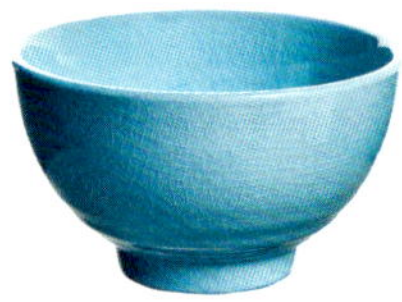

1 hitzefeste
SCHALE

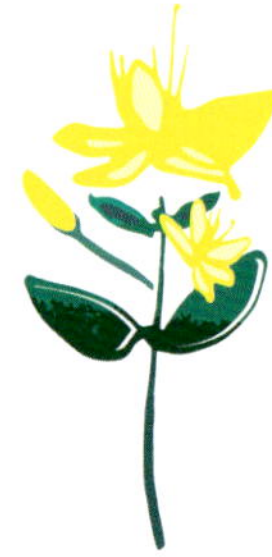

1,25 g
JOHANNISKRAUTÖL

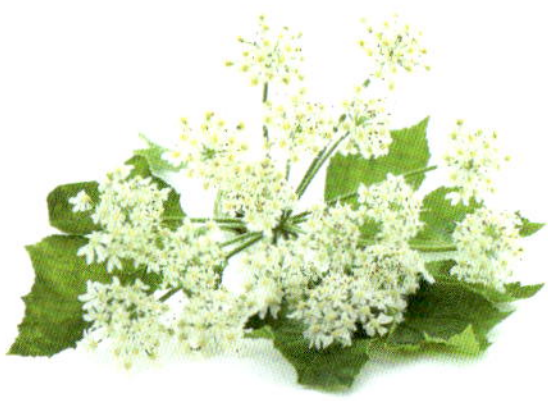

4 TR
ANGELIKAÖL

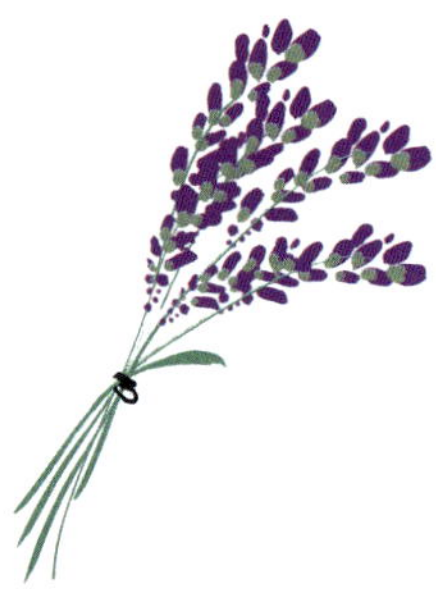

4 TR
LAVENDELÖL

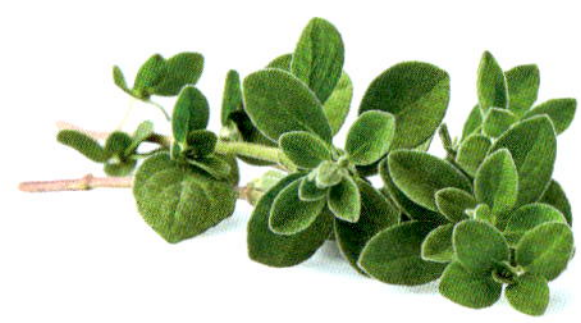

4 TR
MAJORANÖL

50 ANWENDUNGEN

15 MIN.

ZUM AUFTRAGEN

Sheabutter in einer hitzefesten Schale auf einem Wasserbad unter Rühren sanft aufschmelzen, bis die Masse cremig ist. • Vom Wasserbad wegnehmen. Johanniskrautöl und ätherische Öle dazugeben. Gut rühren, bis die Masse fest wird. • Bei Babys auf dem Nasenrücken anwenden. Ab 1 Jahr unter der Nase auftragen. Wirken lassen. • Lindert Schnupfen und pflegt wunde Nasen.

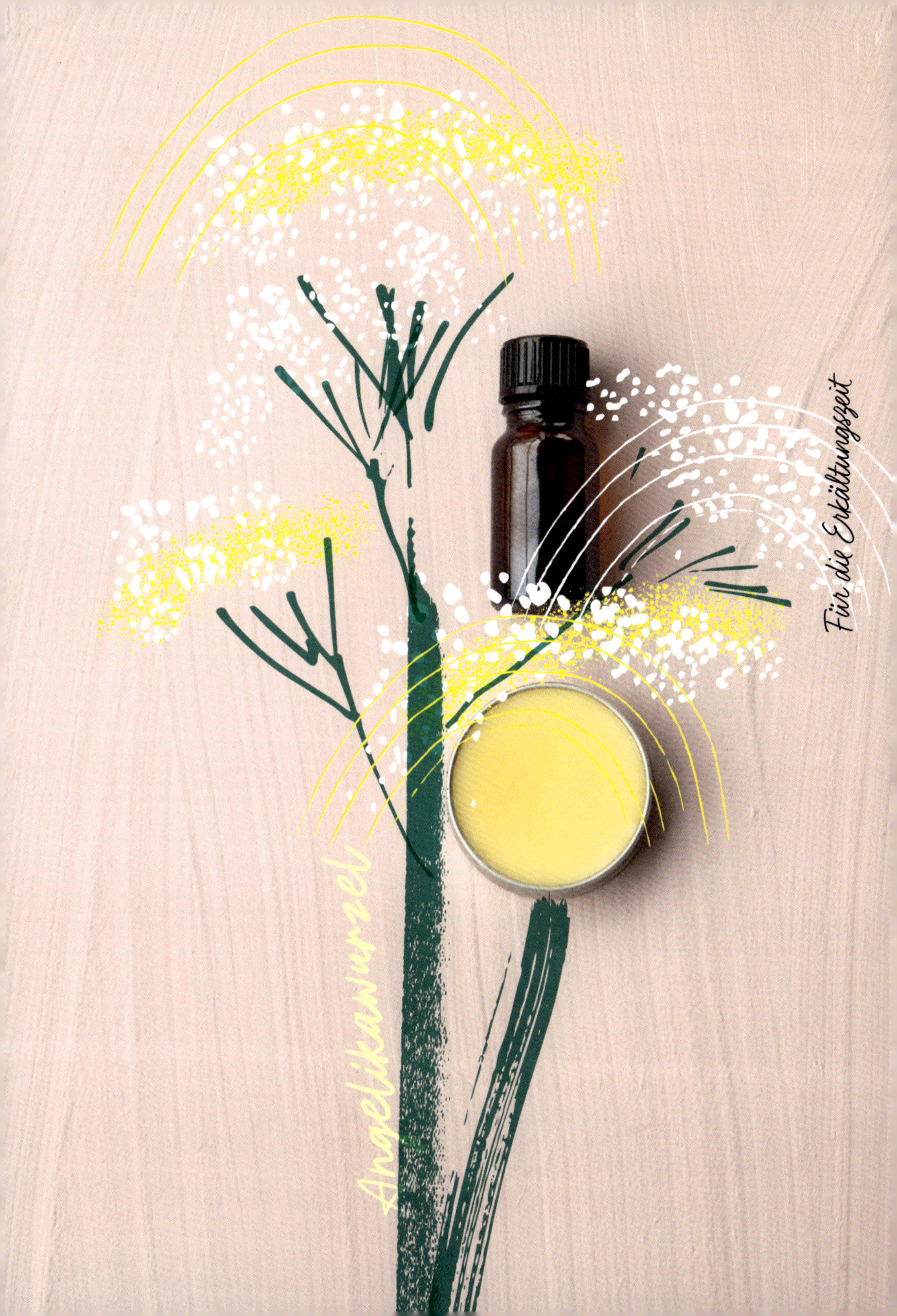
Für die Erkältungszeit
Angelikawurzel

NASENPFLEGEÖL MIT JOHANNISKRAUT

BEI WUNDER SCHNUPFNASE

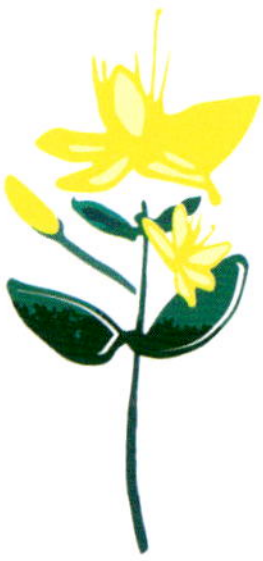

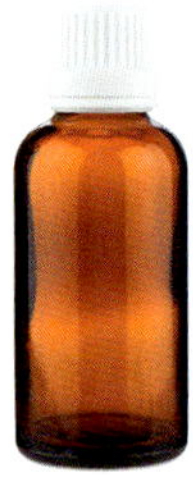

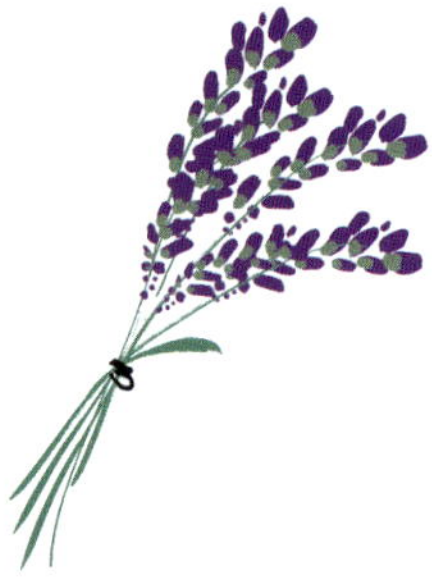

10 ml JOHANNISKRAUTÖL

1 BRAUNGLASFLASCHE, 10 ML

5 TR LAVENDELÖL

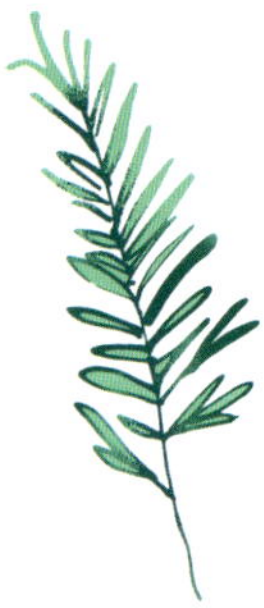

3 TR TEEBAUMÖL

20 ANWENDUNGEN

5 MIN.

ZUM AUFTRAGEN

Johanniskrautöl in die Flasche füllen. Ätherische Öle dazutropfen, verschließen, gut schütteln. • Mehrmals täglich wenige Tropfen an den Naseneingängen auftragen, einziehen lassen. • Die Ölmischung wirkt heilend und pflegt die wunde Schnupfnase. • Auch gut zur Vorbeugung geeignet, denn gut gepflegte Schleimhäute bilden einen besseren Schutz gegen Krankheitserreger.

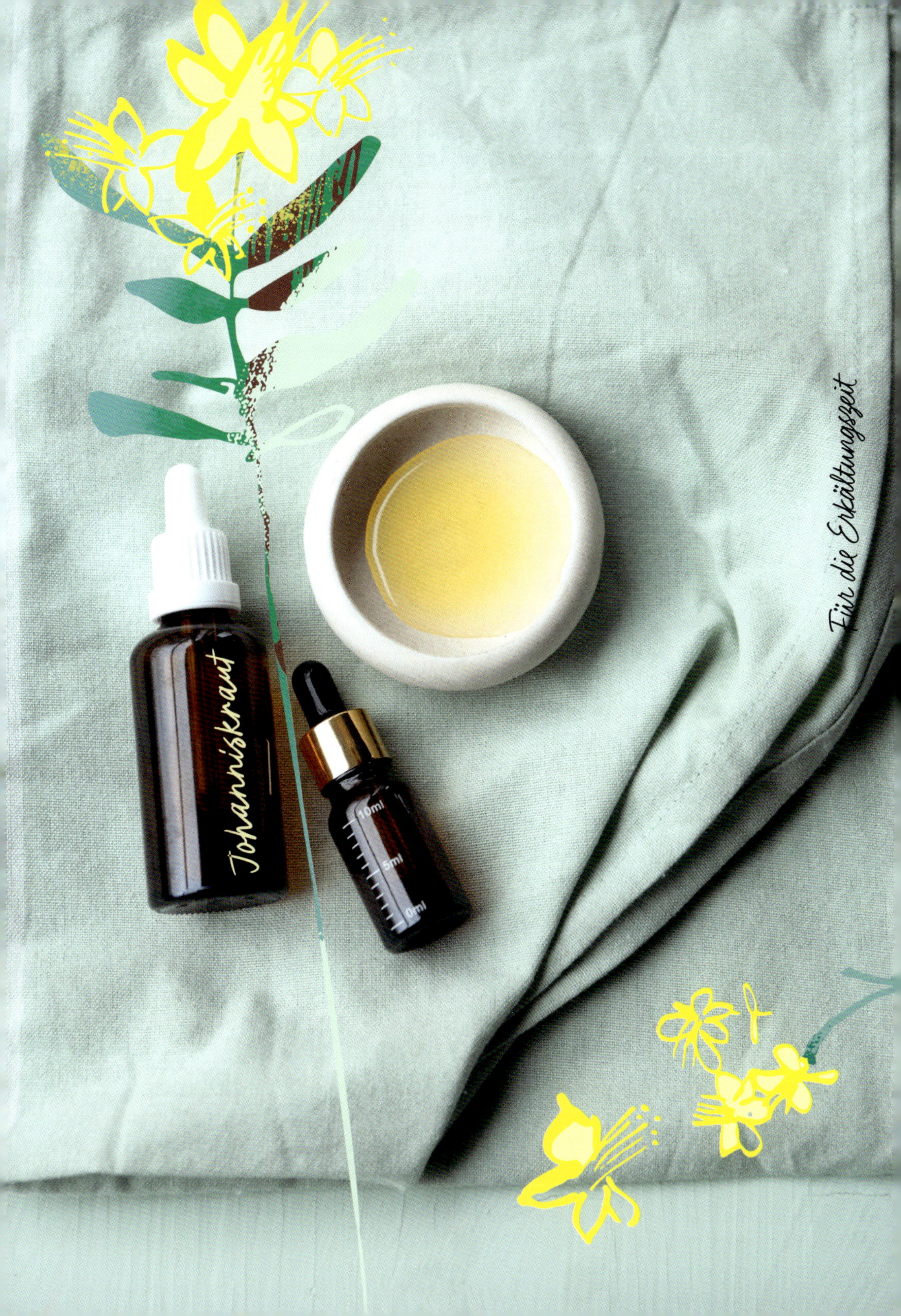
Johanniskraut
10ml
5ml
0ml

TEEBAUM-TEE

ALTBEWÄHRTES REZEPT FÜR DIE ERKÄLTUNGSZEIT

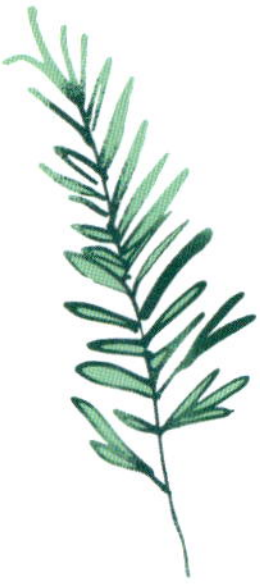

1 TR
TEEBAUMÖL

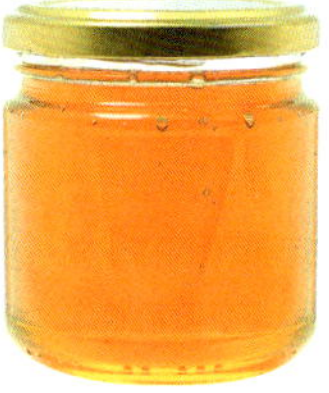

1 TL
HONIG ODER SIRUP

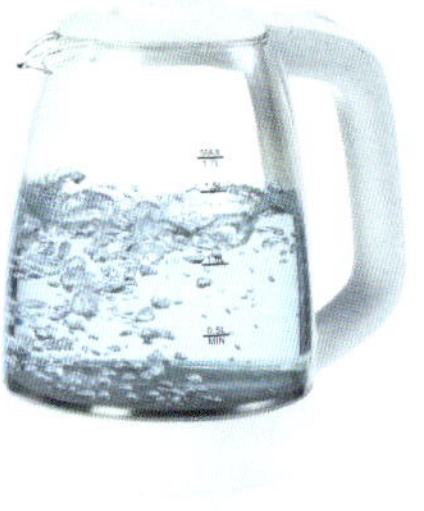

1 Tasse
HEIßES WASSER

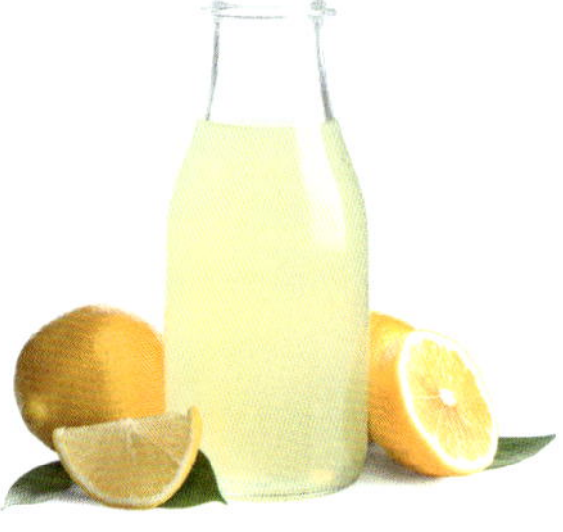

SAFT VON ½ ZITRONE

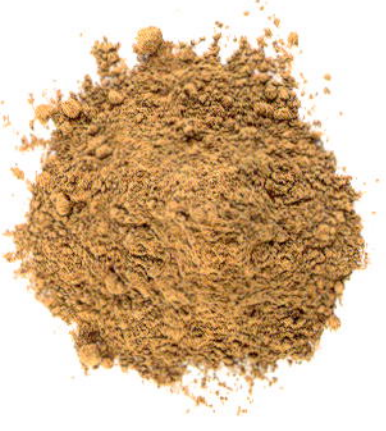

1 Prise
ZIMTPULVER

1 BECHER

5 MIN.

ZUM TRINKEN

Teebaumöl mit Honig verrühren. Mit heißem Wasser aufgießen. Zitronensaft und Zimt dazugeben, gut umrühren. • Bei ersten Erkältungsanzeichen in kleinen Schlucken trinken. • Wichtig: Für die innerliche Einnahme nur qualitativ hochwertiges Öl verwenden.

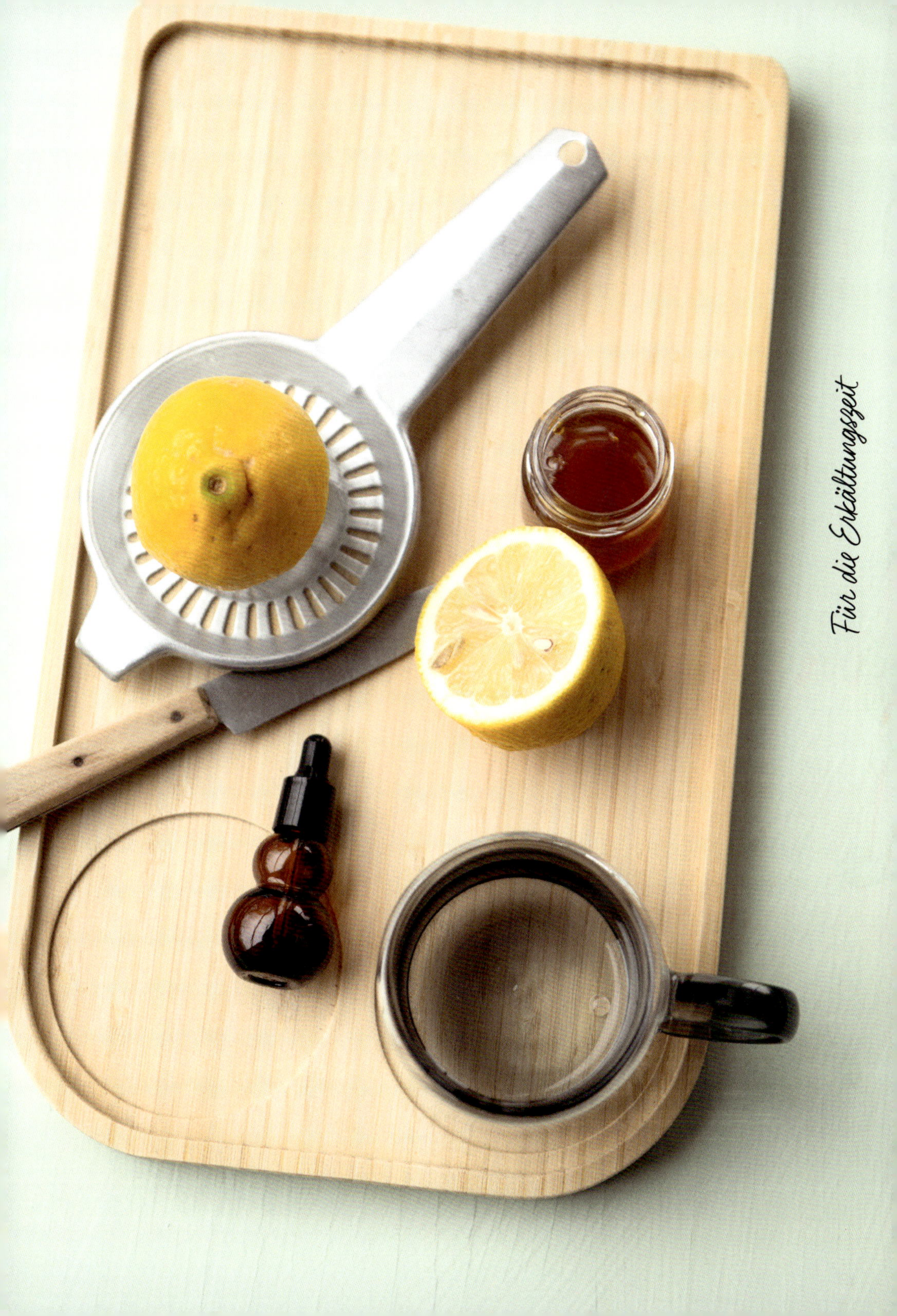

Für die Erkältungszeit

WOHLTUENDER RAVINTSARA-HONIG

BEI HALSSCHMERZ

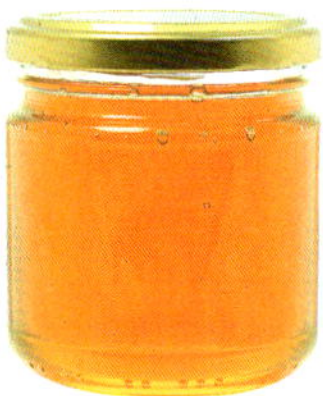

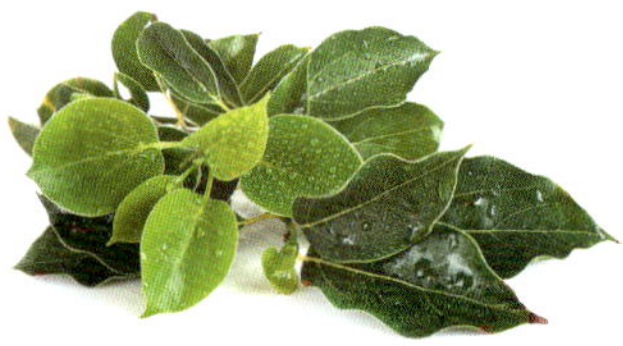

1 TL
HONIG ODER SIRUP

1 TR
RAVINTSARAÖL

1 ANWENDUNG

2 MIN. + 10 MIN. EINWIRKEN

ZUM EINNEHMEN

Auf einen Teelöffel etwas Honig oder Sirup geben. Ravintsaraöl darauftropfen. • Mischung in den Mund nehmen, gut einspeicheln, möglichst lange im Mund belassen. • Anwendung bei ersten Erkältungsanzeichen beginnen. • Im Akutfall bis zu 5 x täglich anwenden. • Tipp: Ein kleines Glas Honig vorbereiten, das Sie bis zu 3 Monate aufbewahren können.

BEI HALS-SCHMERZ

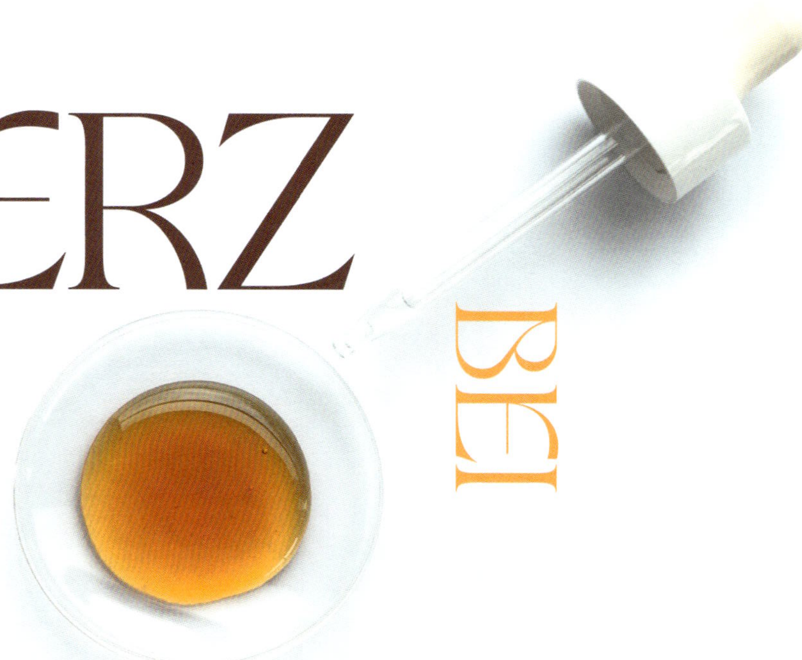

Für die Erkältungszeit

NANAMINZ-GURGELLÖSUNG

BEI HALSSCHMERZ

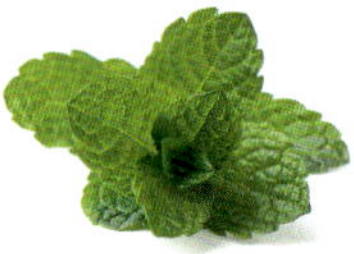

4 ml
NANAMINZÖL

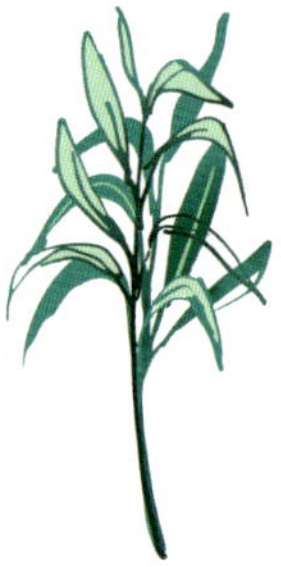

9 TR
EUKALYPTUSÖL

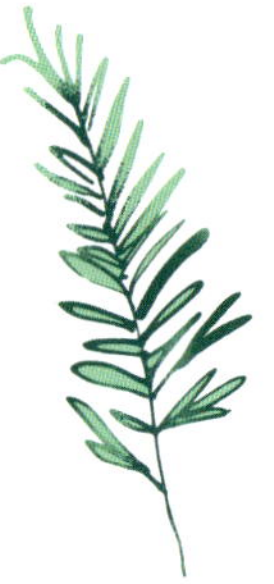

9 TR
TEEBAUMÖL

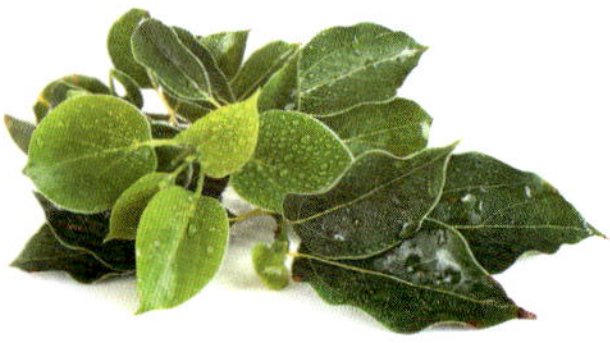

6 TR
RAVINTSARAÖL

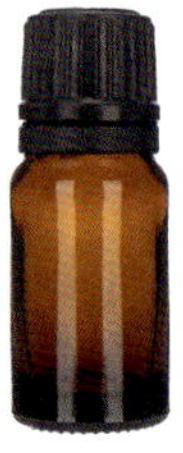

1
BRAUNGLASFLASCHE, 5 ML

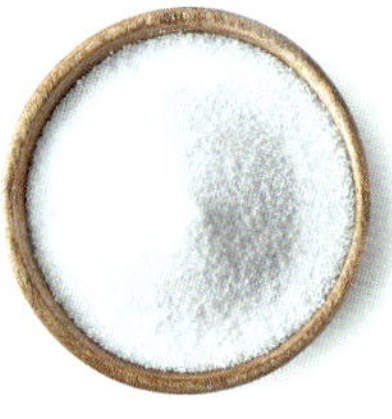

1 TL
SALZ PRO ANWENDUNG

MIND. 25 ANWENDUNGEN

5 MIN. + 3–5 MIN. ANWENDEN

ZUM GURGELN

Ätherische Öle in der Flasche mischen. • Für eine Anwendung 1 TL Salz in ein Glas geben. • Darauf 3–5 TR der Mischung tropfen. • Mit 100 ml lauwarmem Wasser aufgießen. • Gut umrühren und damit gurgeln.

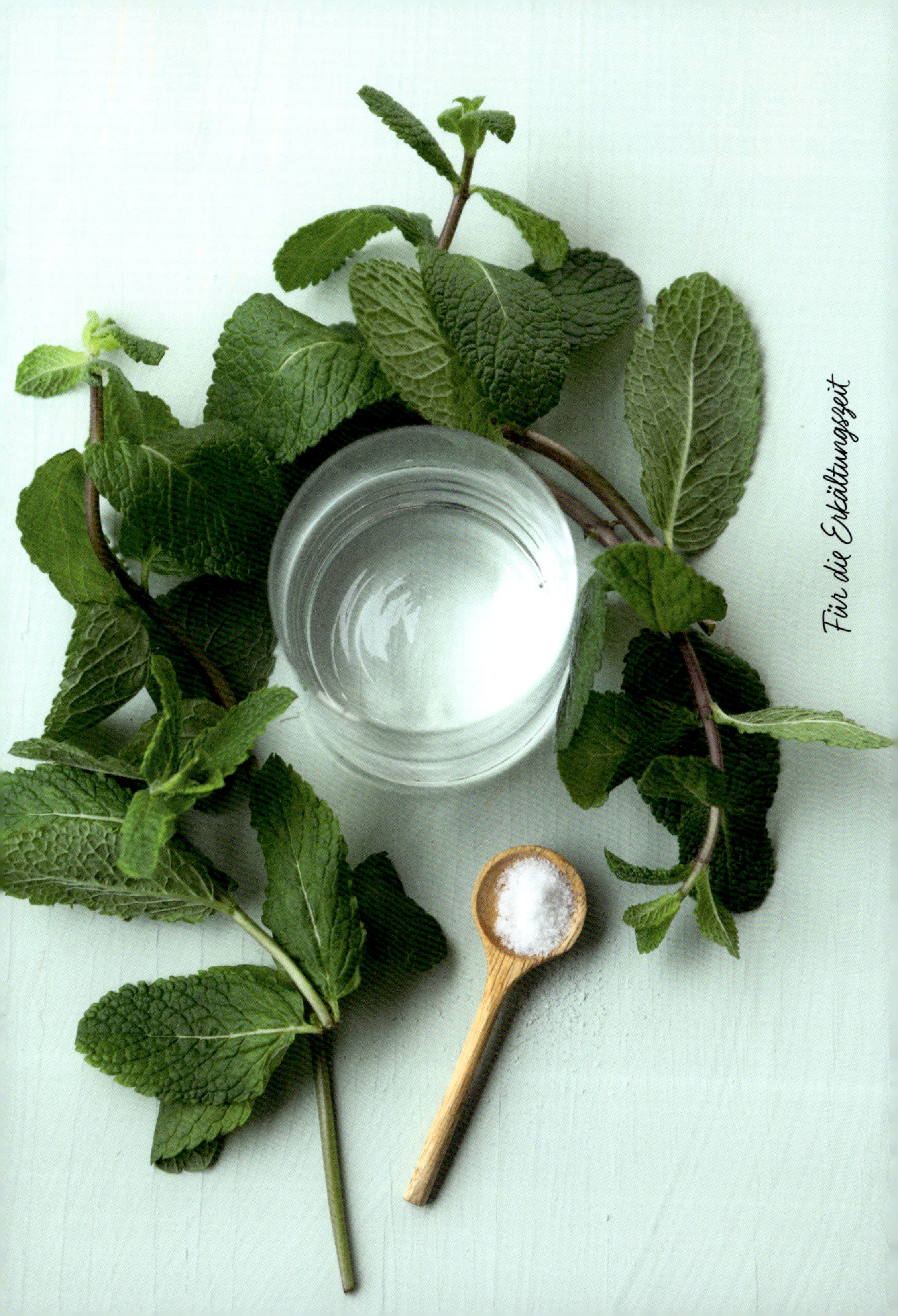

ÖLZIEHMISCHUNG MIT SANDDORN

ZUR MUNDPFLEGE

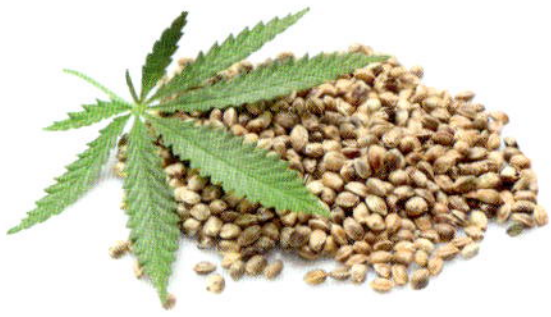

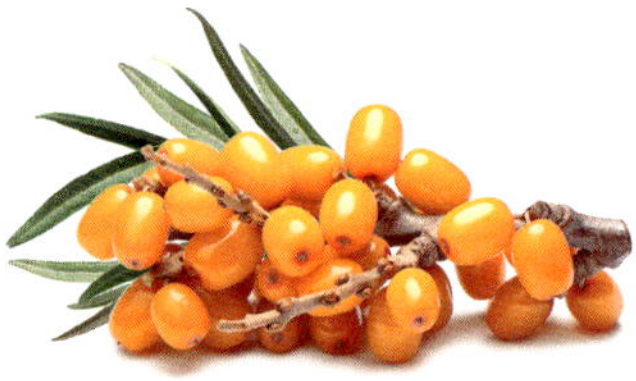

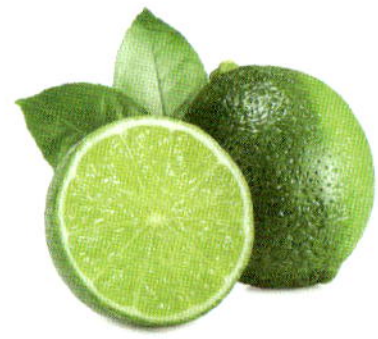

30 ml
HANFÖL

20 ml
SANDDORNFRUCHT-
FLEISCHÖL 20 %

3 TR
LIMETTENÖL

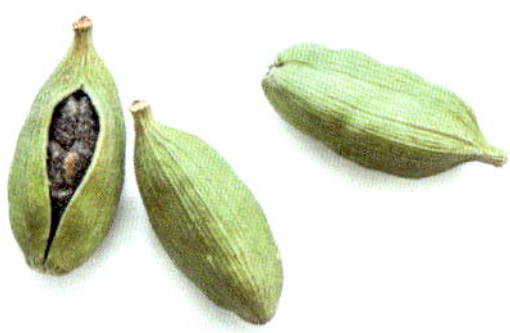

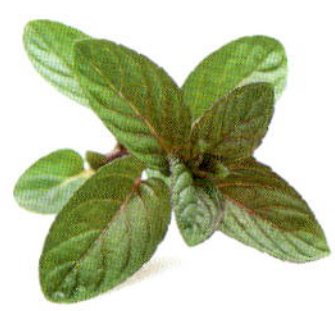

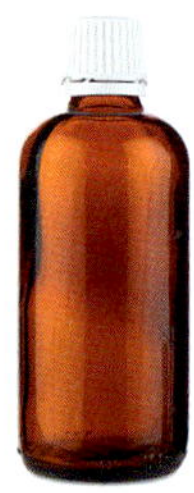

8 TR
KARDAMOMÖL

13 TR
PFEFFERMINZÖL

1
BRAUNGLASFLASCHE, 50 ML

5 ANWENDUNGEN

10 MIN.

ZUM ÖLZIEHEN

Hanföl, Sanddornöl und ätherische Öle in die Flasche geben. Verschließen, gut schütteln. • Zum Ölziehen ca. 2 EL der Mischung in den Mund nehmen. Entspannt 10 Min. lang hin und her bewegen, gerne länger. Danach in den Müll ausspucken. • Die Basisöle sorgen für stabile, abwehrstarke Schleimhäute. Die ätherischen Öle reinigen und geben frischen Atem.

Für die Erkältungszeit

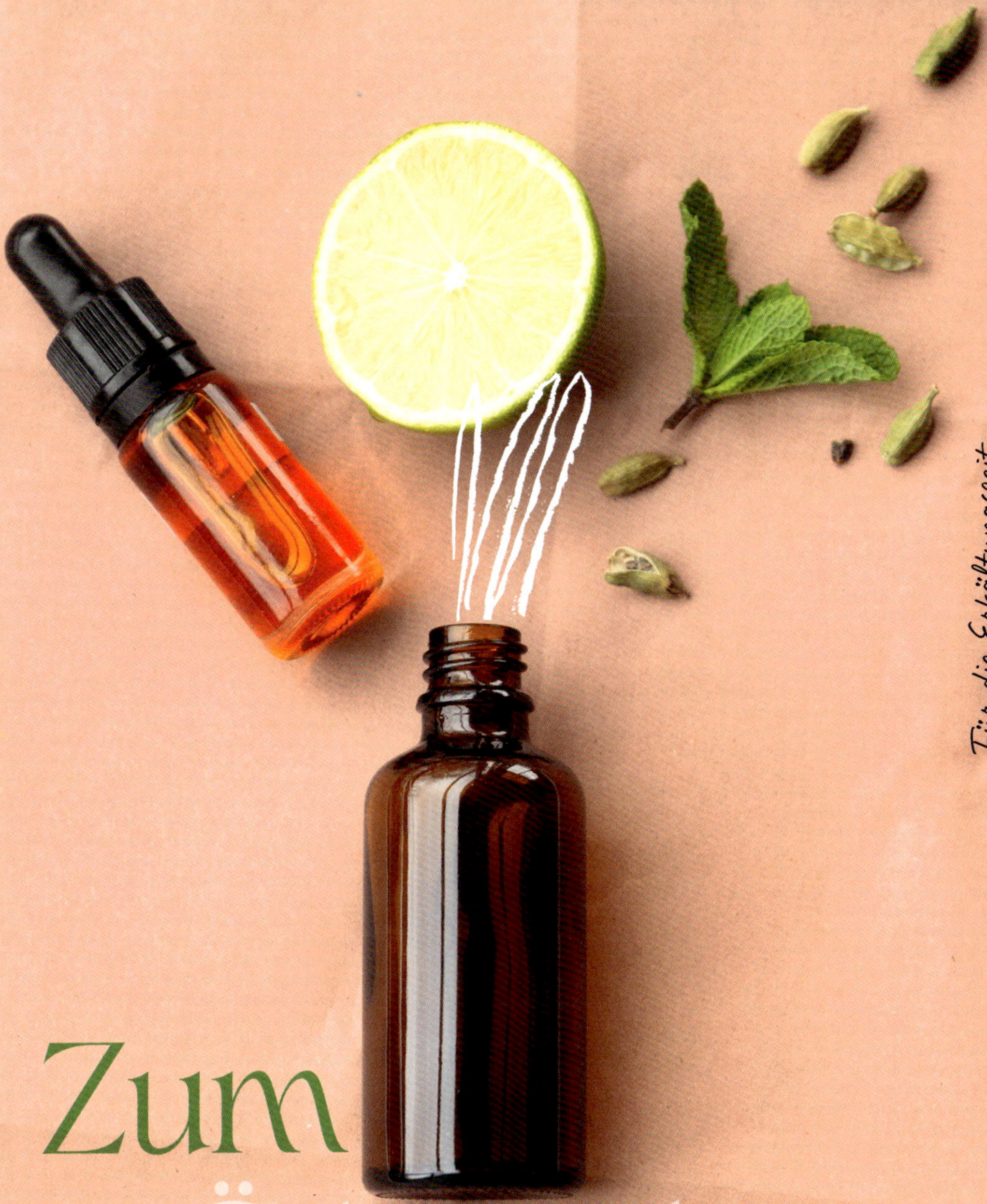

Zum Ölziehen

ca. 2 EL der Mischung in den Mund nehmen.

BRUSTEINREIBUNG MIT ZIRBELKIEFER

BEI HUSTEN UND BRONCHITIS

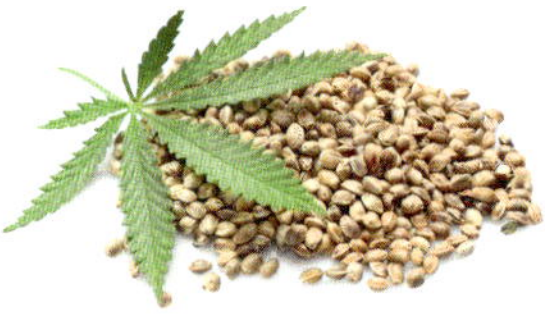

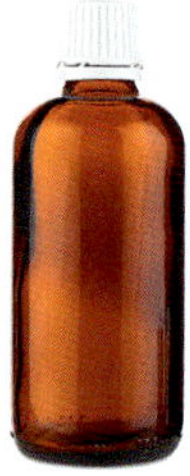

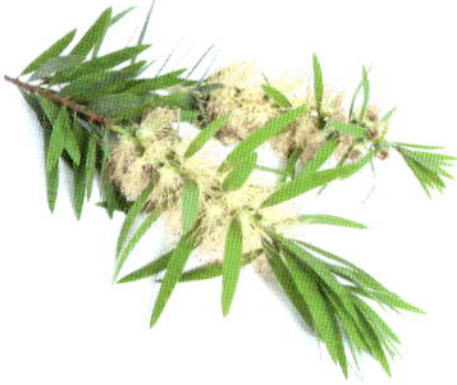

50 ml
HANFÖL

1
BRAUNGLASFLASCHE, 50 ML

10 TR
CAJEPUTÖL

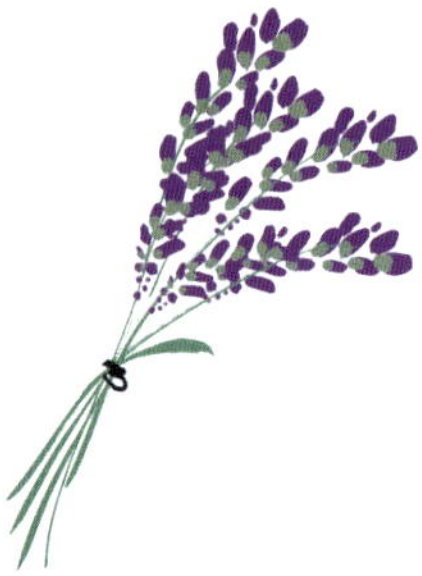

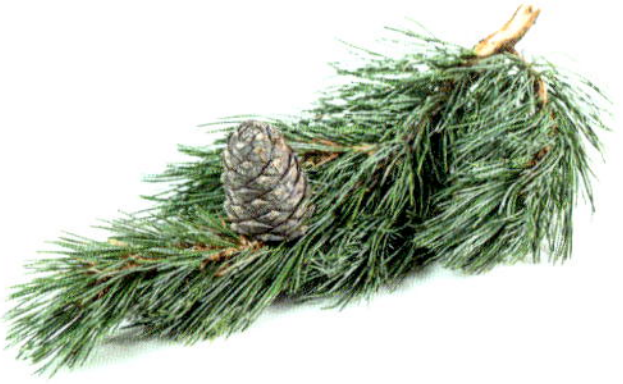

15 TR
LAVENDELÖL

10 TR
ZIRBELKIEFERÖL

20 ANWENDUNGEN

5 MIN.

ZUM AUFTRAGEN

Hanföl in die Flasche füllen bzw. 50 ml kaufen. Ätherische Öle dazugeben. Verschließen, gut schütteln. • Massageöl auf Brust und Rücken auftragen, sanft einmassieren. Eine darübergelegte Wärmflasche verstärkt die Wirkung. • Die Mischung löst und hilft dem Körper bei der Abwehr. • Ergänzend kann sie auch auf die Fußsohlen aufgetragen werden.

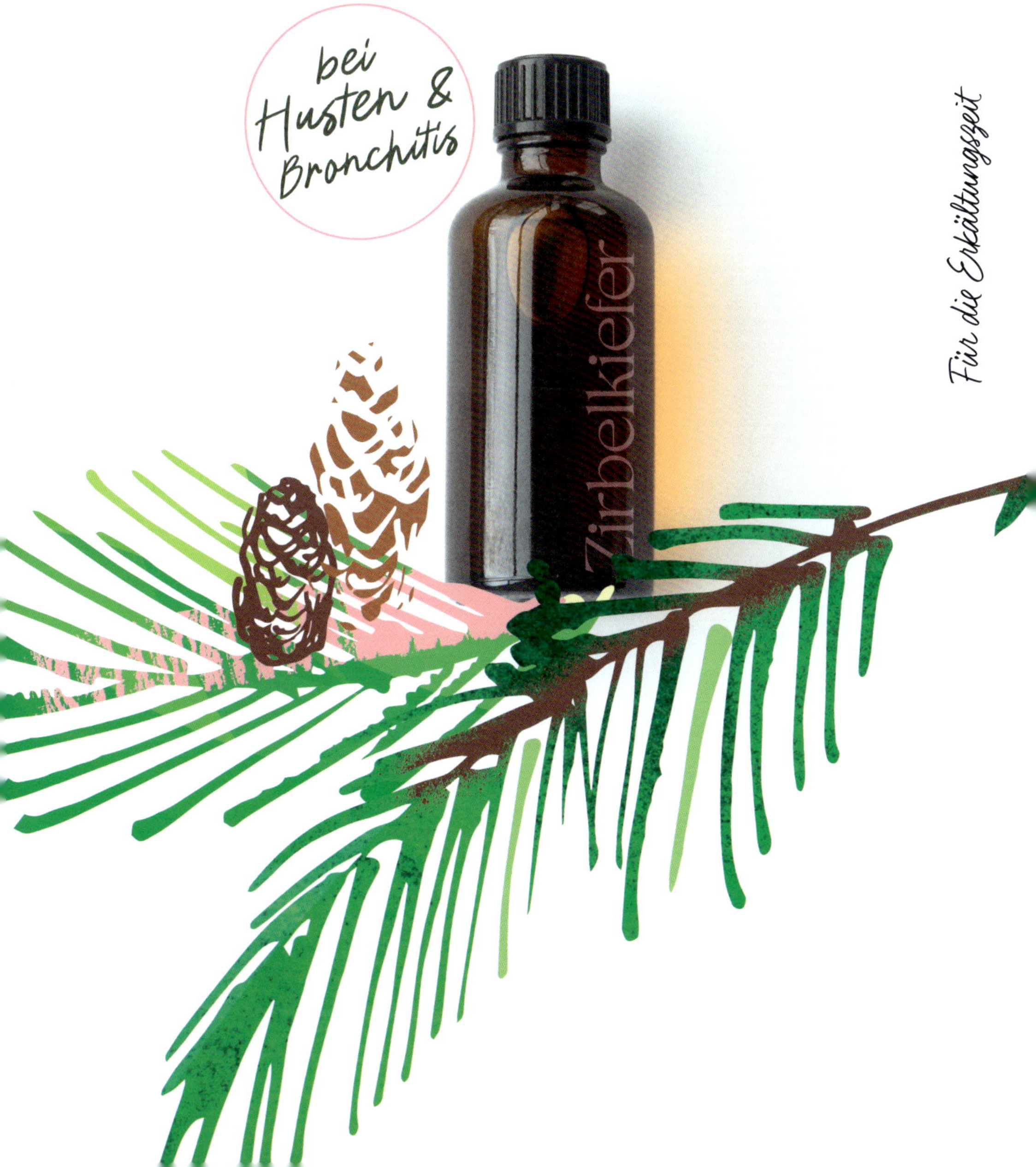

Für die Erkältungszeit

OREGANO-FUSSBAD
FÜR DIE ERKÄLTUNGSZEIT

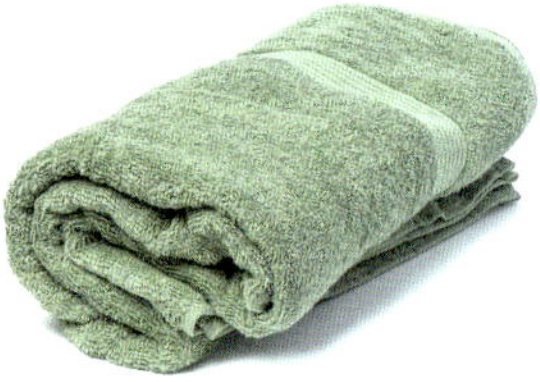
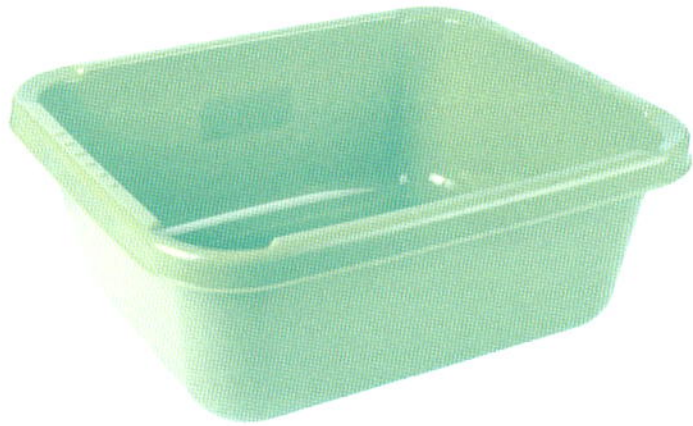
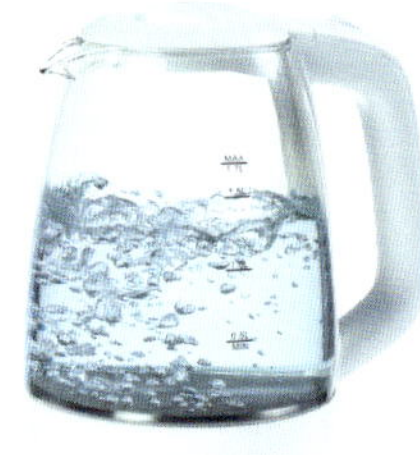

1 HANDTUCH

1 WANNE, IN DIE DIE FÜẞE GUT HINEINPASSEN

ca. 2 l HEIẞES WASSER

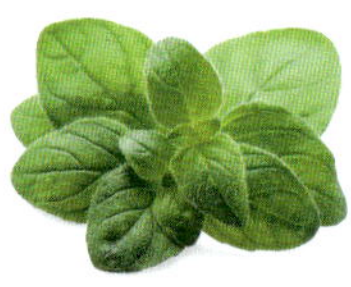
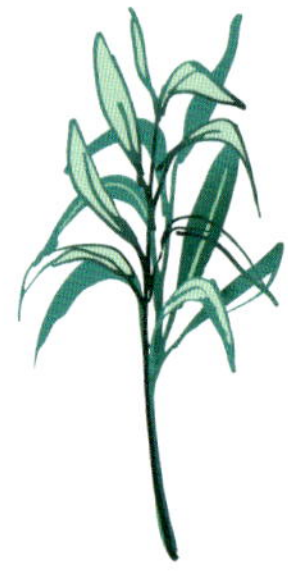
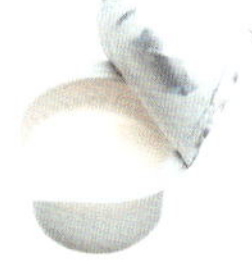

1 TR OREGANOÖL

3 TR EUKALYPTUSÖL

1 EL KAFFEESAHNE

1 ANWENDUNG

5 MIN. + 20–30 MIN. EINWIRKEN

ZUM BADEN

Handtuch zum Abtrocknen bereitlegen, bequem auf einen Stuhl setzen. • Heißes Wasser in die Wanne gießen, bis die Füße bis zu den Knöcheln bedeckt sind. • Öle in der Kaffeesahne lösen, dem Bad zugeben, mit den Füßen etwas verteilen. • Entspannt das Bad genießen. • Danach Füße gut abtrocknen.

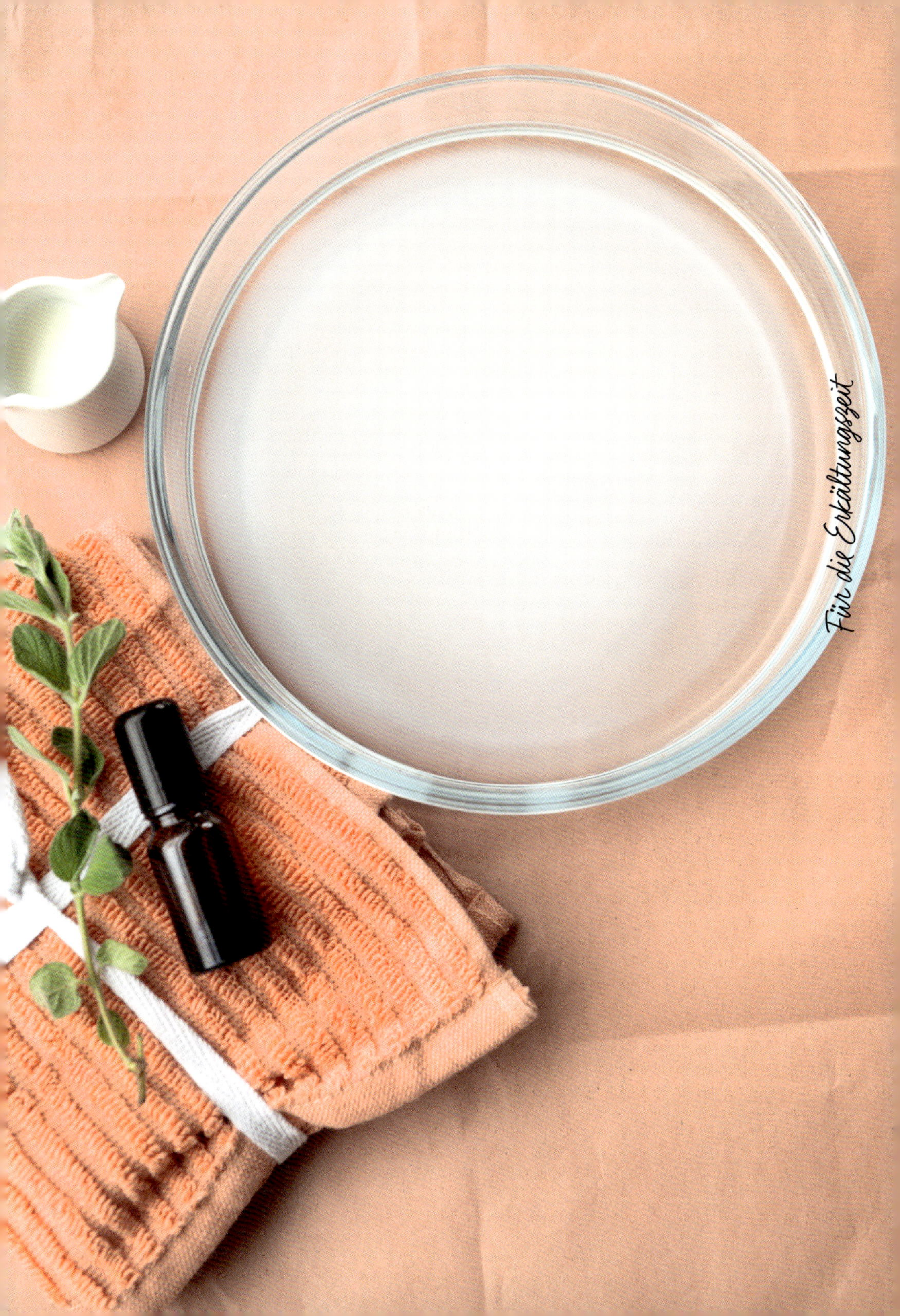
Für die Erkältungszeit

RAUMDUFT »WALD«

FÜR MEHR ENERGIE

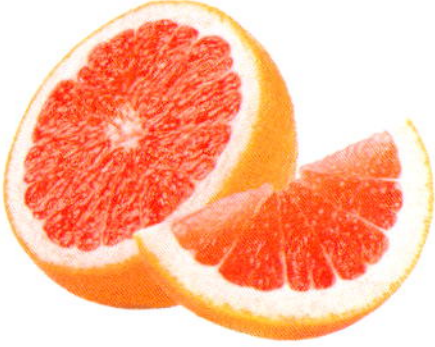

3 TR
GRAPEFRUITÖL

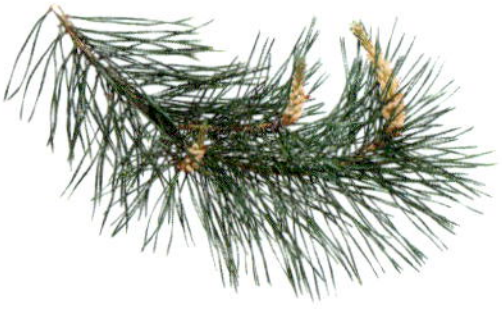

2 TR
KIEFERNNADELÖL

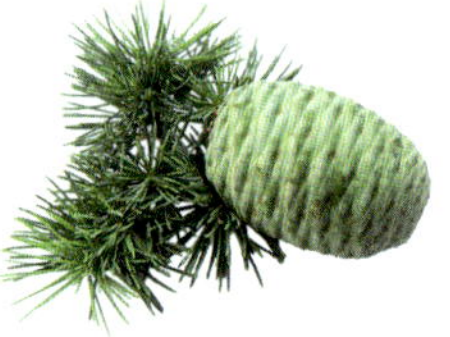

2 TR
ZEDERNÖL

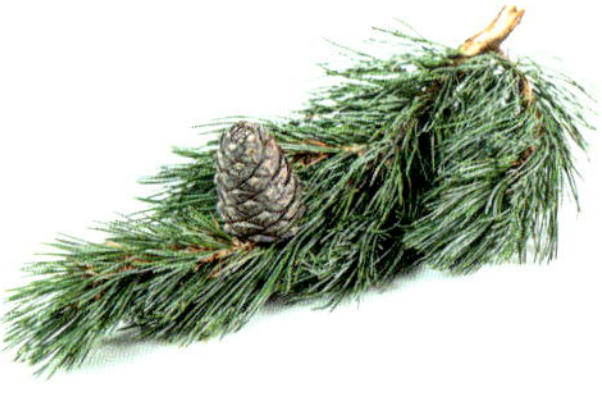

2 TR
ZIRBELKIEFERÖL

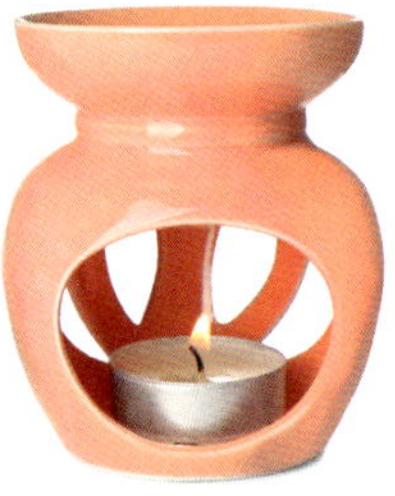

1
DUFTLAMPE

1 ANWENDUNG 2 MIN. ZUR RAUM-BEDUFTUNG	Ätherische Öle in eine Duftlampe oder ein Duftgerät geben. Alternativ auf ein Taschentuch oder auf einen Duftstein träufeln. • Der Duft ist für einen Raum von ca. 20–25 m^2 geeignet, bei kleineren Räumen entsprechend niedriger dosieren. • Der Duft wirkt wie ein Waldspaziergang befreiend, belebend und stärkend – richtig zum Durchatmen.

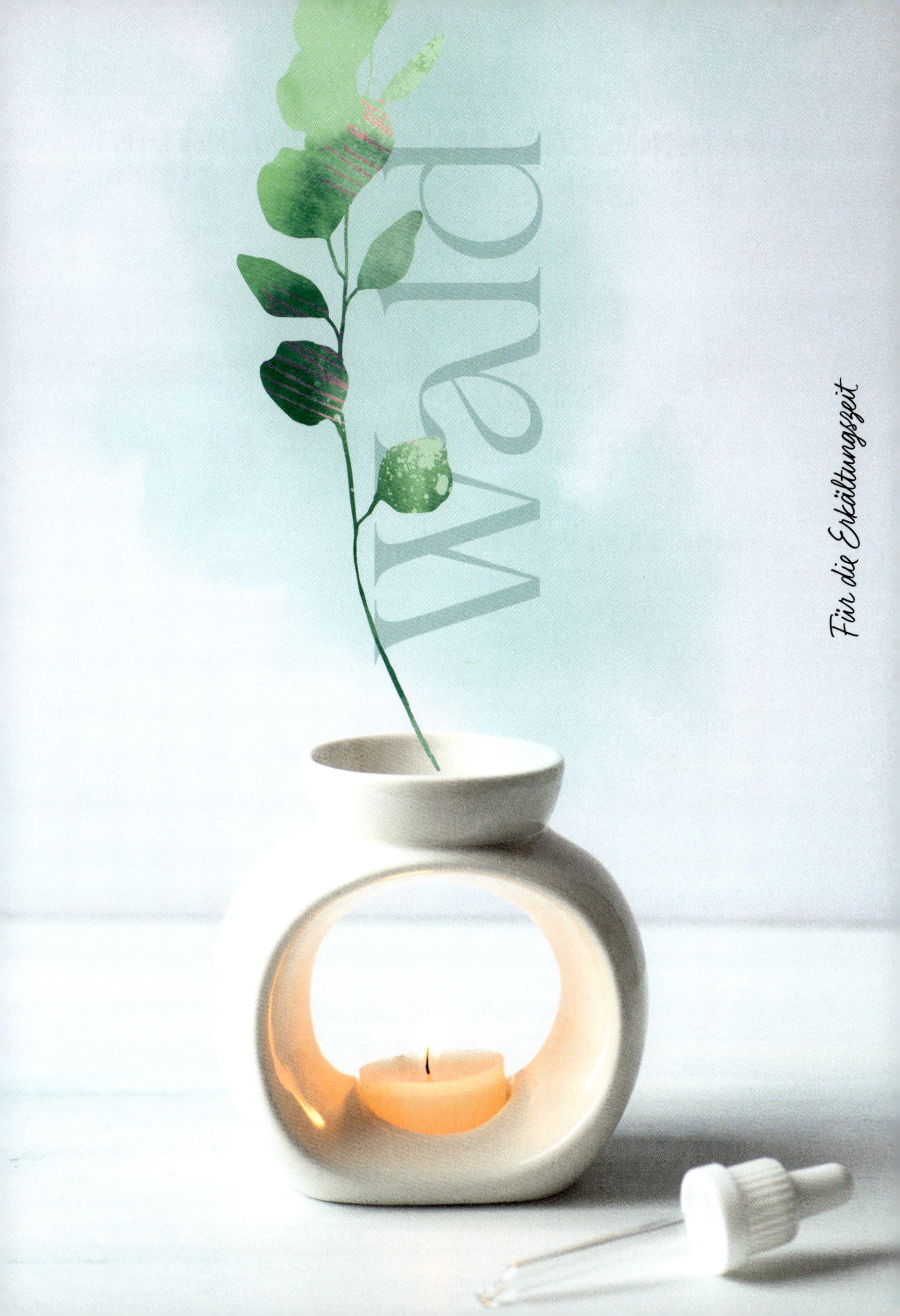
Für die Erkältungszeit

ORANGEN-COCKTAIL MIT GRAPEFRUIT

VITAMINSTOSS UND GUTE LAUNE

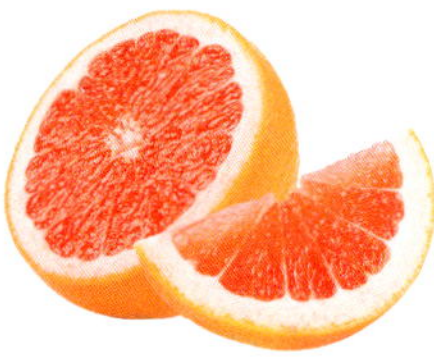

5 TR
GRAPEFRUITÖL

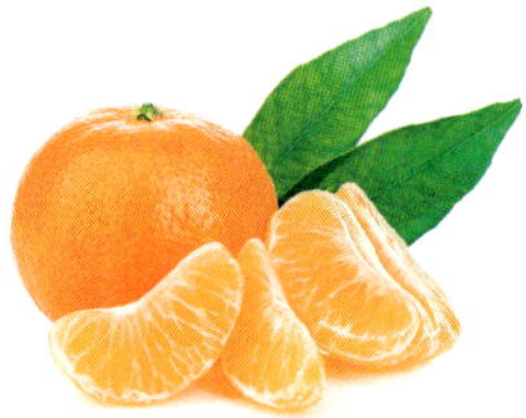

3 TR
MANDARINENÖL

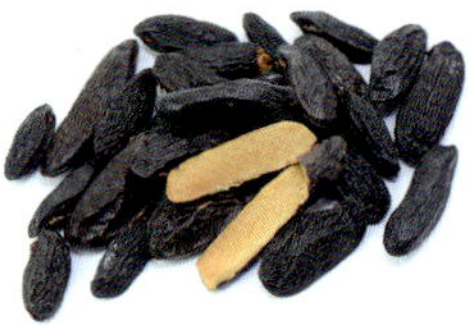

2 TR
TONKAÖL

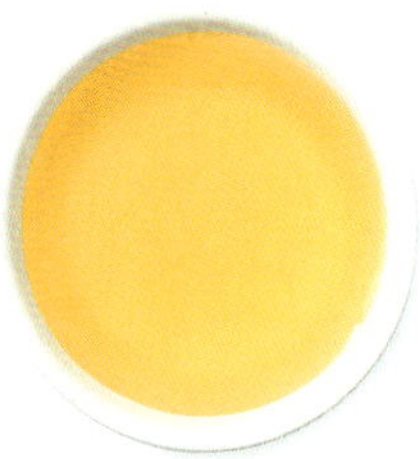

50 ml
AGAVENDICKSAFT

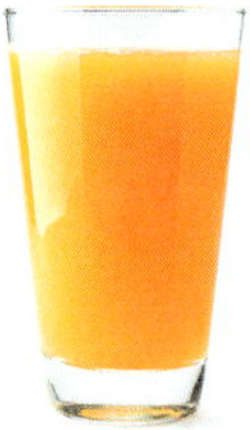

50 ml
ORANGENSAFT PRO COCKTAIL

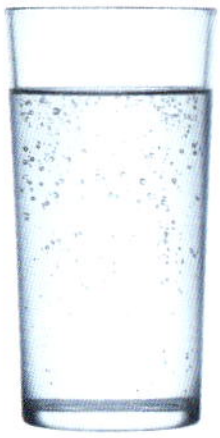

100 ml
TONIC-WASSER PRO COCKTAIL

10 COCKTAILS

5 MIN.

ZUM TRINKEN

Bio-Aromen in den Agavendicksaft träufeln, gut schütteln. • Kühl gelagert ist der Aromasirup mind. 3 Monate haltbar. • Für jeden Cocktail 1 EL Aromasirup in ein Glas geben, mit Orangensaft und Tonic-Wasser aufgießen. Nach Belieben Eis hinzufügen. • Alternativ statt Tonic Prosecco und statt Tonkaöl Vanilleöl verwenden.

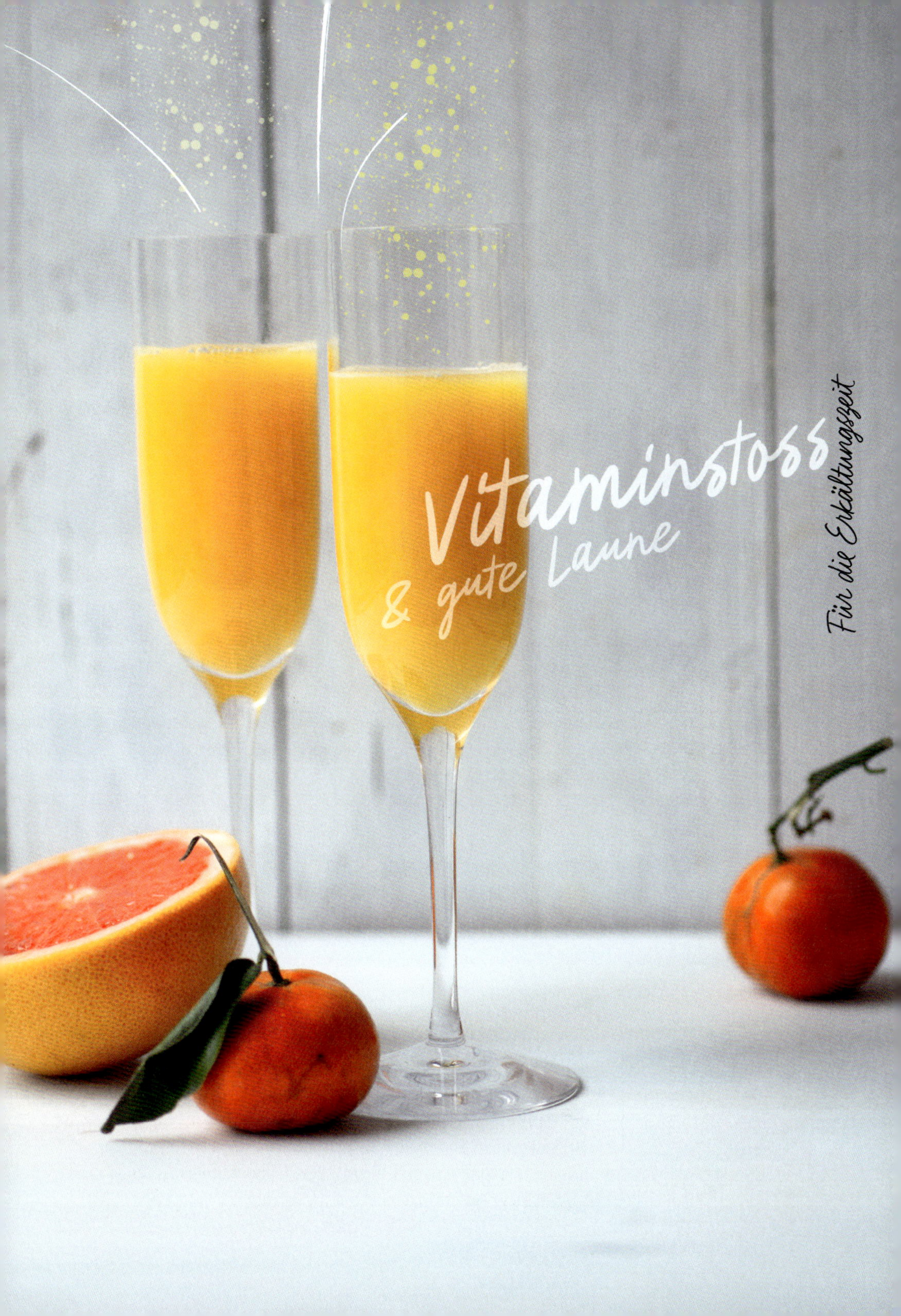
Vitaminstoss
& gute Laune
Für die Erkältungszeit

LAVENDEL BEI VERBRENNUNGEN

BEI BRANDVERLETZUNGEN

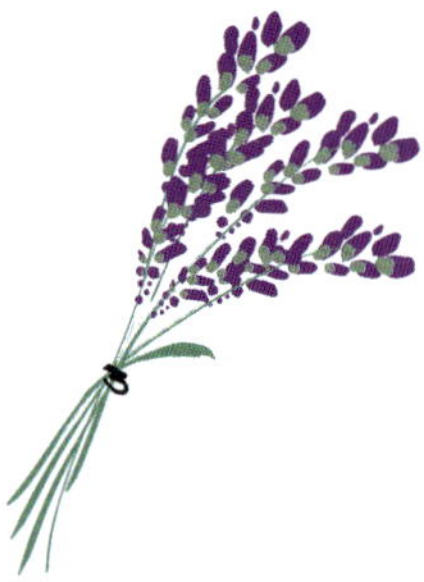

1 TR
LAVENDELÖL

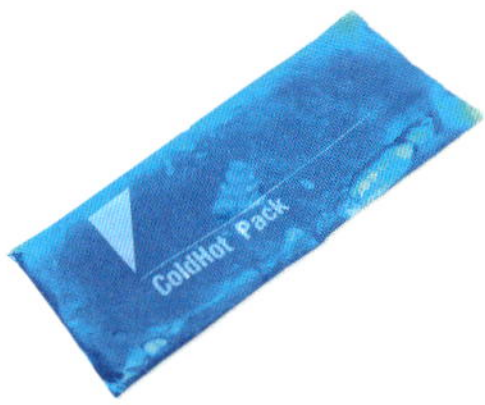

1
KÜHLKOMPRESSE (ODER EISWÜRFEL)

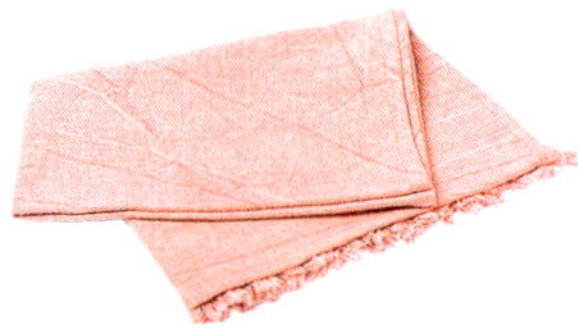

1
KÜCHENTUCH

1 ANWENDUNG

1 MIN.

ZUM EINMASSIEREN

Bei kleinen Brandverletzungen Lavendelöl punktuell pur auf die Haut auftupfen. Kühlkompresse in ein Küchentuch wickeln, damit sie nicht zu kalt ist, und auf die Verletzung legen. • Alle 10–15 Min. wiederholen, bis der Schmerz nachlässt. • Wichtig: Brandwunden nicht aufstechen! • Bei kleinen Kindern 1 TR Lavendelöl mit einem angefeuchteten Wattebausch auftragen.

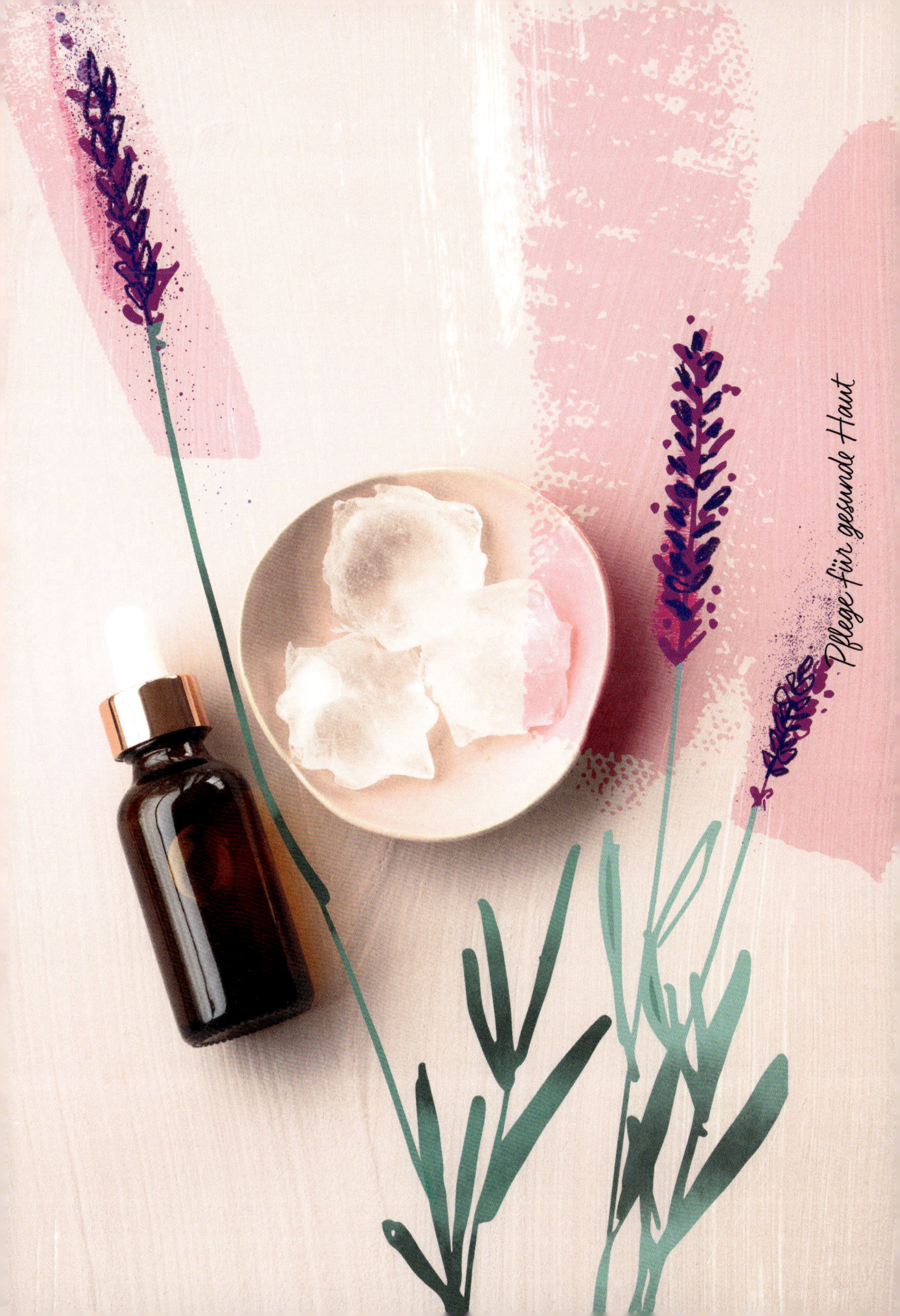
Pflege für gesunde Haut

LAVENDEL ZUR WUNDHEILUNG

ERSTHELFER BEI WUNDEN

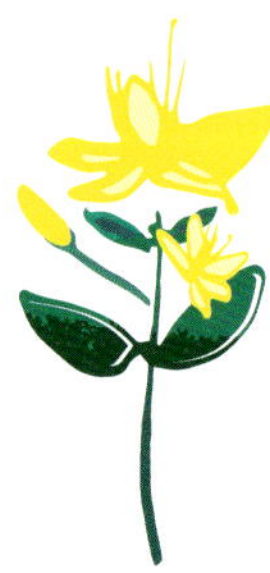

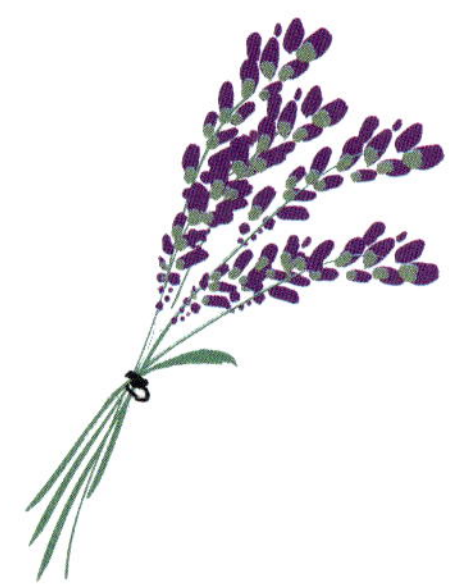

1 WATTEBAUSCH (ODER KLEINE KOMPRESSE) — 5 TR JOHANNISKRAUTÖL — 2 TR LAVENDELÖL

1 ANWENDUNG

1 MIN.

ZUM AUFTRAGEN

Bei Schnitten oder Schürfwunden Wattebausch mit Johanniskrautöl anfeuchten, dann Lavendelöl darauftropfen. • Damit die betroffenen Bereiche abtupfen. • Lavendel lindert den Schmerz und hilft der Haut, schnell zu heilen. • Bei Erwachsenen kann Lavendelöl auch punktuell pur auf die Stelle aufgetragen werden.

ROSE-TEEBAUM-ESSENZ

BEI WUNDEN

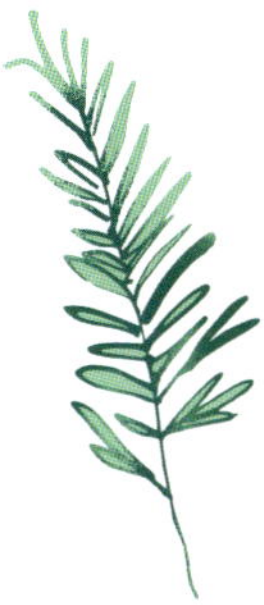

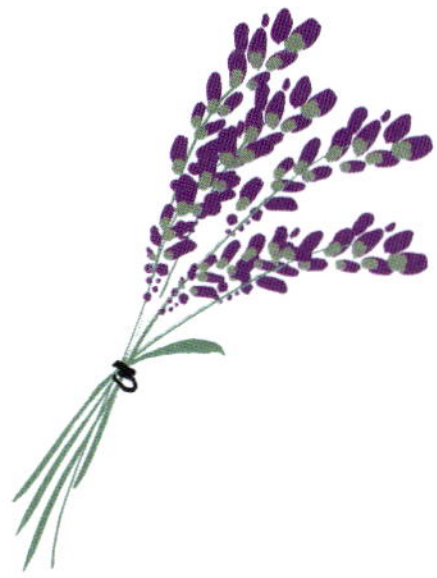

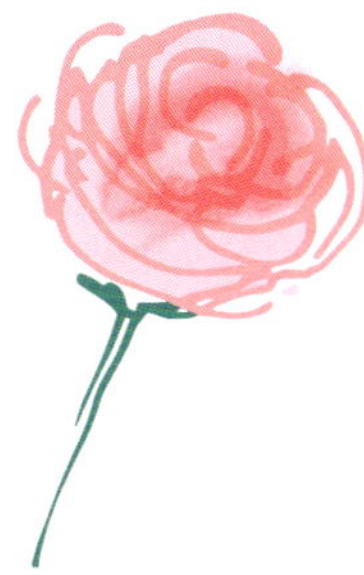

50 TR
TEEBAUMÖL

60 TR
LAVENDELÖL

10 TR
ROSENÖL 2 %

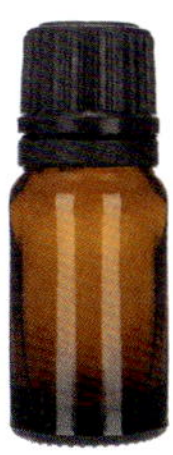

1
BRAUNGLASFLASCHE, 5 ML

1
WATTEBAUSCH (ODER KLEINE KOMPRESSE)

MIND. 40 ANWENDUNGEN

5 MIN.

ZUM AUFTRAGEN

Ätherische Öle nacheinander in die Flasche tropfen. • Verschließen, gut schütteln, kühl aufbewahren. • Wattebausch mit Wasser oder Johanniskrautöl anfeuchten. 2–5 TR der Lösung daraufgeben und die Stelle abtupfen. • Bei kleinen Wunden können Sie auch 1–2 TR pur verwenden. Für Kleinkinder aber immer verdünnen.

LAVENDEL GEGEN JUCKREIZ

BEI INSEKTENSTICHEN U. Ä.

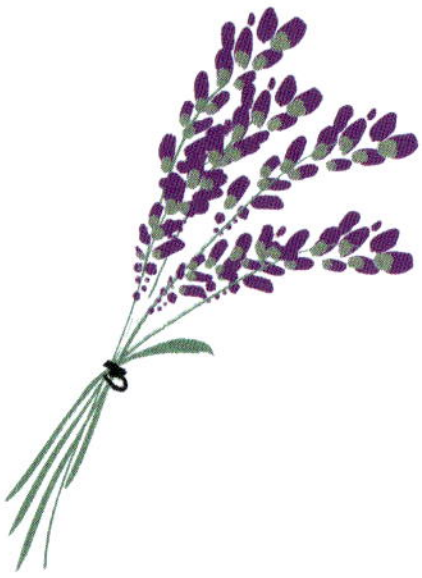

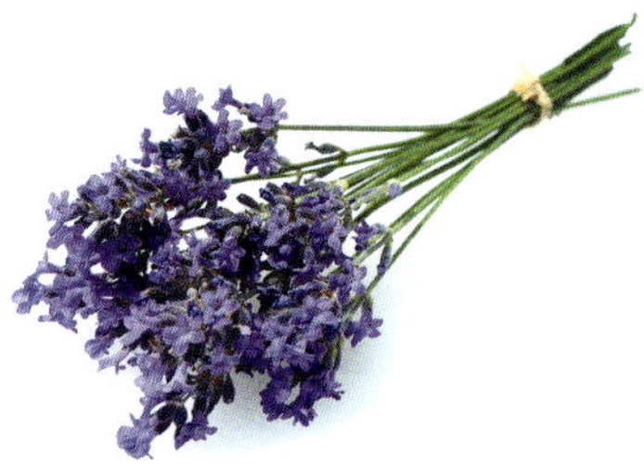

1 TR LAVENDELÖL ——— *mehrere Sprühstöße* LAVENDELHYDROLAT NACH BELIEBEN

1 ANWENDUNG

2 MIN.

ZUM AUFTRAGEN

Auf juckende Hautstellen punktuell Lavendelöl pur auftragen. Nach 2–3 Anwendungen im 10-Min.-Takt lässt der Juckreiz meist nach. • Größere juckende Bereiche mit Lavendelhydrolat besprühen und in die feuchte Haut 3–5 TR Lavendelöl einreiben. • Alternativ Lavendelhydrolat auf eine Kompresse sprühen, Öl auftropfen, Kompresse locker auf die Haut legen.

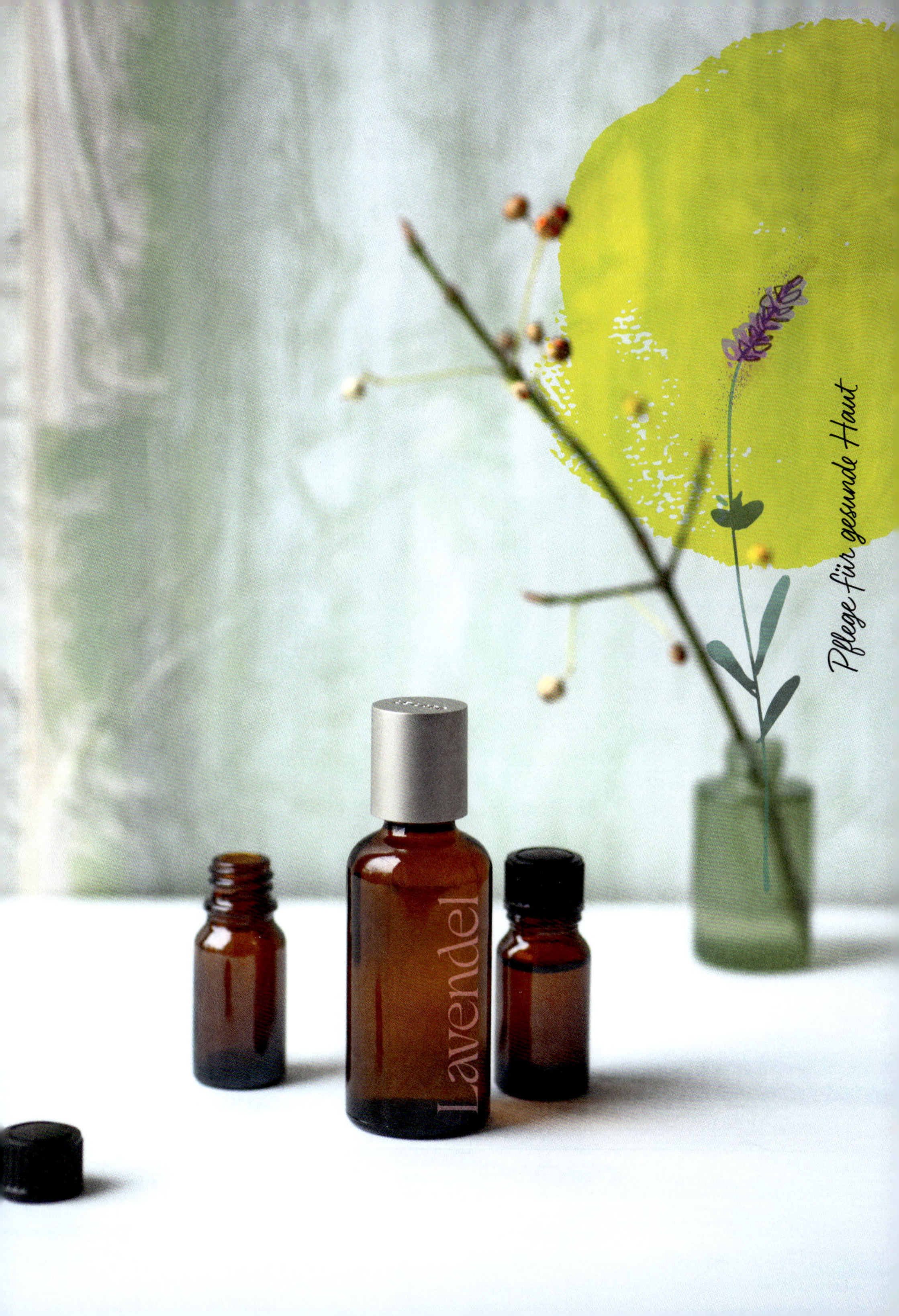
Pflege für gesunde Haut
Lavendel

SANFTES NACHTKERZENÖL

FÜR EMPFINDLICHE HAUT

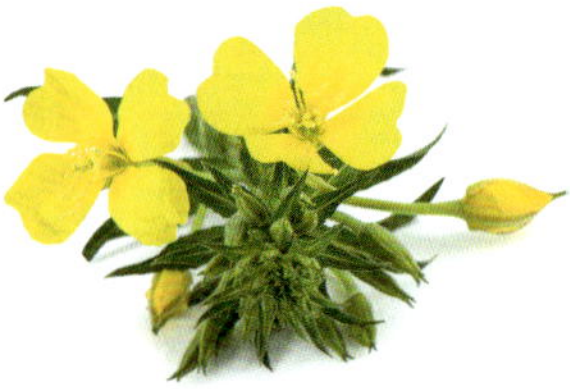

50 ml
NACHTKERZENÖL

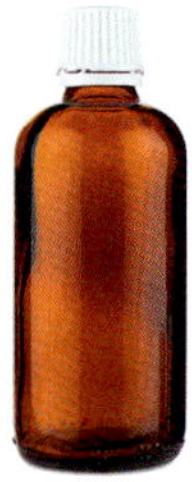

1
BRAUNGLASFLASCHE, 50 ML

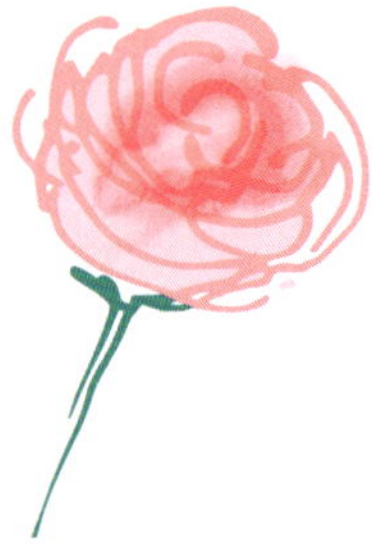

15 TR
ROSENÖL 2 %

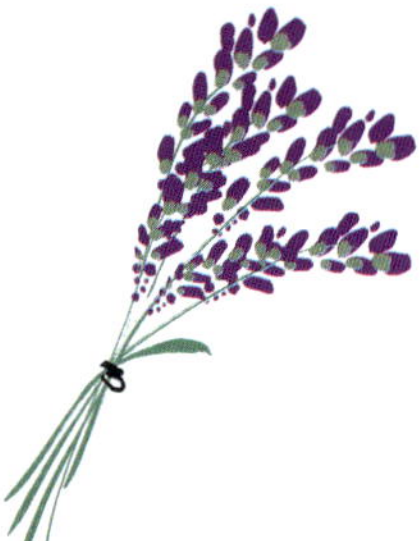

5 TR
LAVENDELÖL

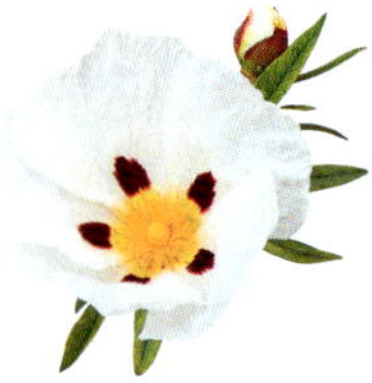

5 TR
CISTROSENÖL

10 ANWENDUNGEN

5 MIN.

ZUM AUFTRAGEN

Nachtkerzenöl in die Flasche füllen bzw. 50 ml kaufen. Ätherische Öle dazugeben. Verschließen, gut schütteln. • Mischung auftragen, ganz sanft einmassieren. • Die drei ätherischen Öle beruhigen die Haut und helfen beim Regenerieren. • Nachtkerzenöl ist sehr bewährt bei der Pflege von Hautproblemen.

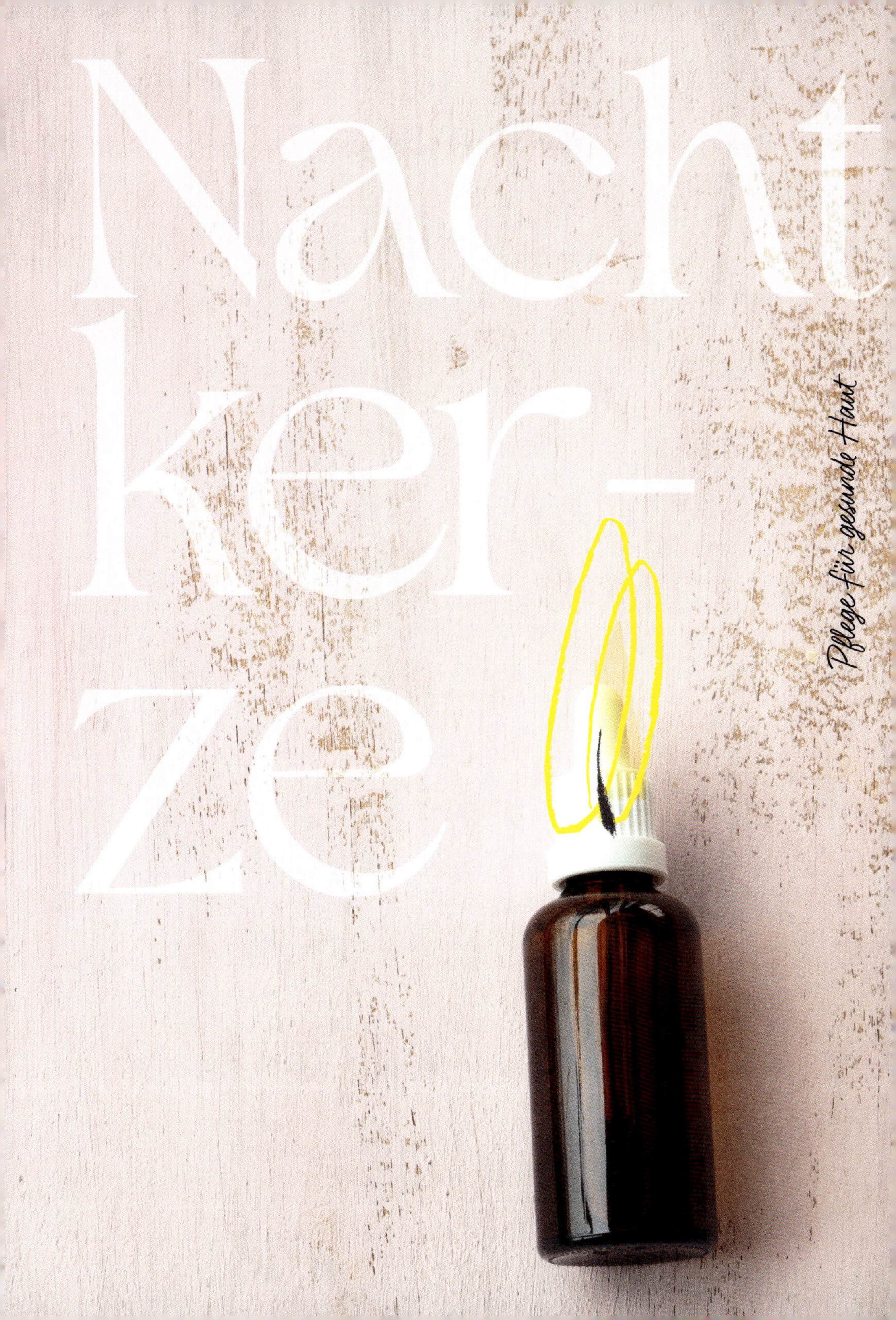
Nacht
ker-
ze
Pflege für gesunde Haut

ROSENHYDROLAT

FÜR SCHÖNHEITSPFLEGE UND BEI HAUTREIZUNGEN

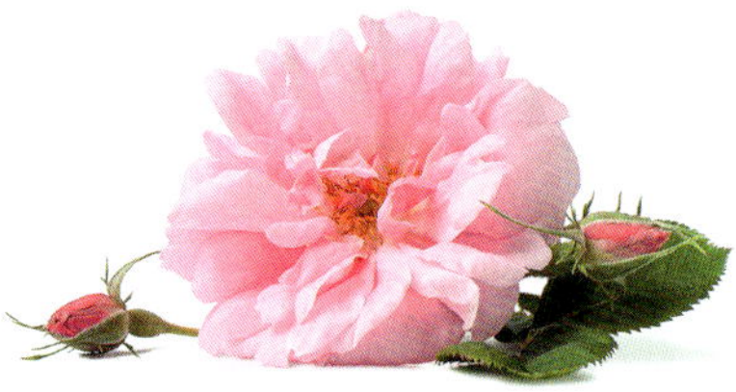

3 Sprühstöße
ROSENHYDROLAT

1 ANWENDUNG 1 MIN. ZUM AUFTRAGEN	Rosenhydrolat direkt auf gereizte oder juckende Haut sprühen. • Die Inhaltsstoffe beruhigen und helfen der Haut bei der Regeneration. • Als Gesichtstonikum nach dem Reinigen auftragen. • Wichtig: 100% natürliches Rosenhydrolat ohne Alkoholzusatz verwenden.

LAVENDELHYDROLAT

BEI SONNENBRAND

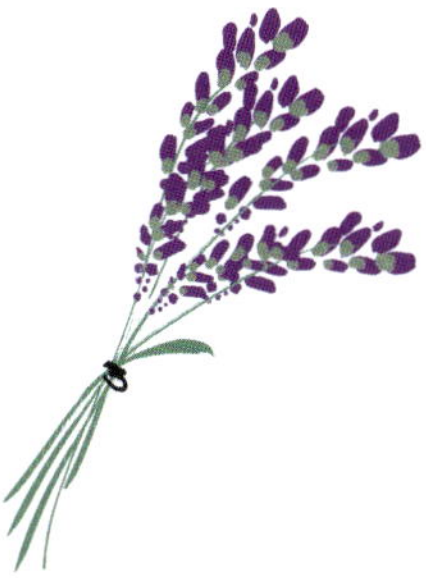

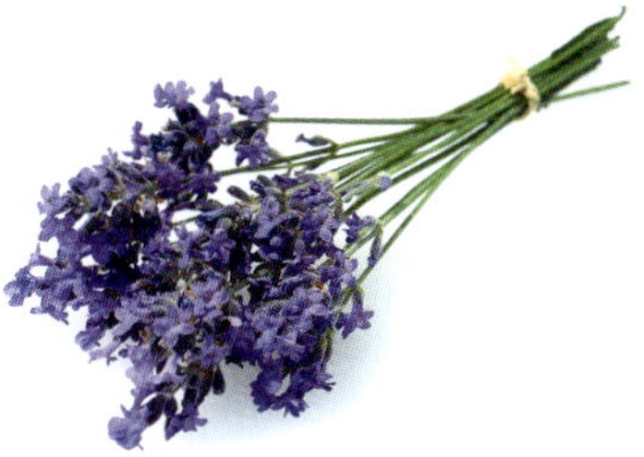

5 TR
LAVENDELÖL

10 ml
LAVENDELHYDROLAT

1 ANWENDUNG FÜR Z. B. 2 UNTERARME 1 MIN. ZUM AUFTRAGEN	Haut mit Lavendelhydrolat besprühen, dann Lavendelöl in die feuchte Haut einreiben. • Alternativ Lavendelhydrolat auf eine Kompresse sprühen, Öl auftropfen, Kompresse locker auf die Haut legen. • Lavendelhydrolat ist ein sehr guter Ersthelfer, wenn die Haut gereizt oder gerötet ist. Es kühlt, lindert und kann auch pur aufgesprüht werden.

ROSE-GRANATAPFEL-ÖL

FÜR DIE GESICHTSMASSAGE

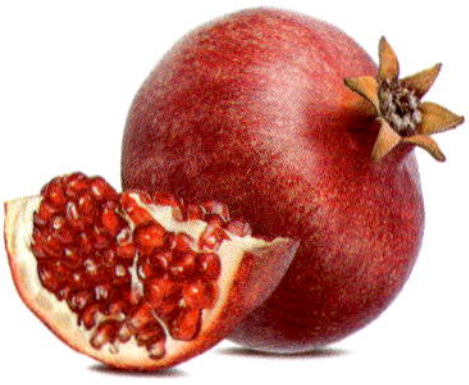

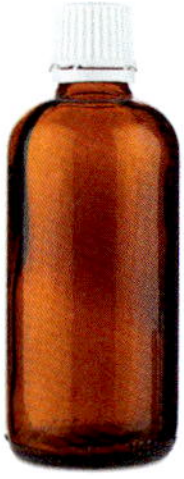

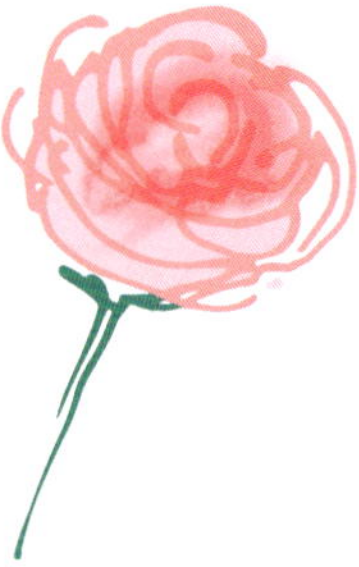

50 ml
GRANATAPFELSAMENÖL

1
BRAUNGLASFLASCHE, 50 ML

15 TR
ROSENÖL 2 %

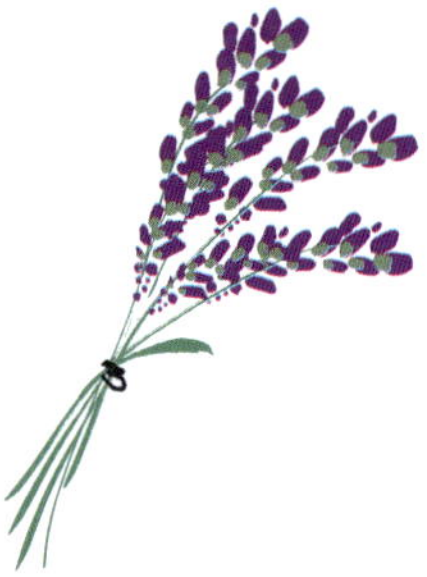

5 TR
LAVENDELÖL

10 ANWENDUNGEN

5 MIN.

ZUM AUFTRAGEN

Granatapfelsamenöl in die Flasche füllen bzw. 50 ml kaufen. Rosenöl und Lavendelöl dazugeben. Verschließen, gut schütteln. • Rose und Granatapfel sind besonders wertvolle Zutaten gegen Falten und zur Anti-Aging-Prophylaxe. • Die Mischung eignet sich zur täglichen Pflege der Haut und zur Massage.

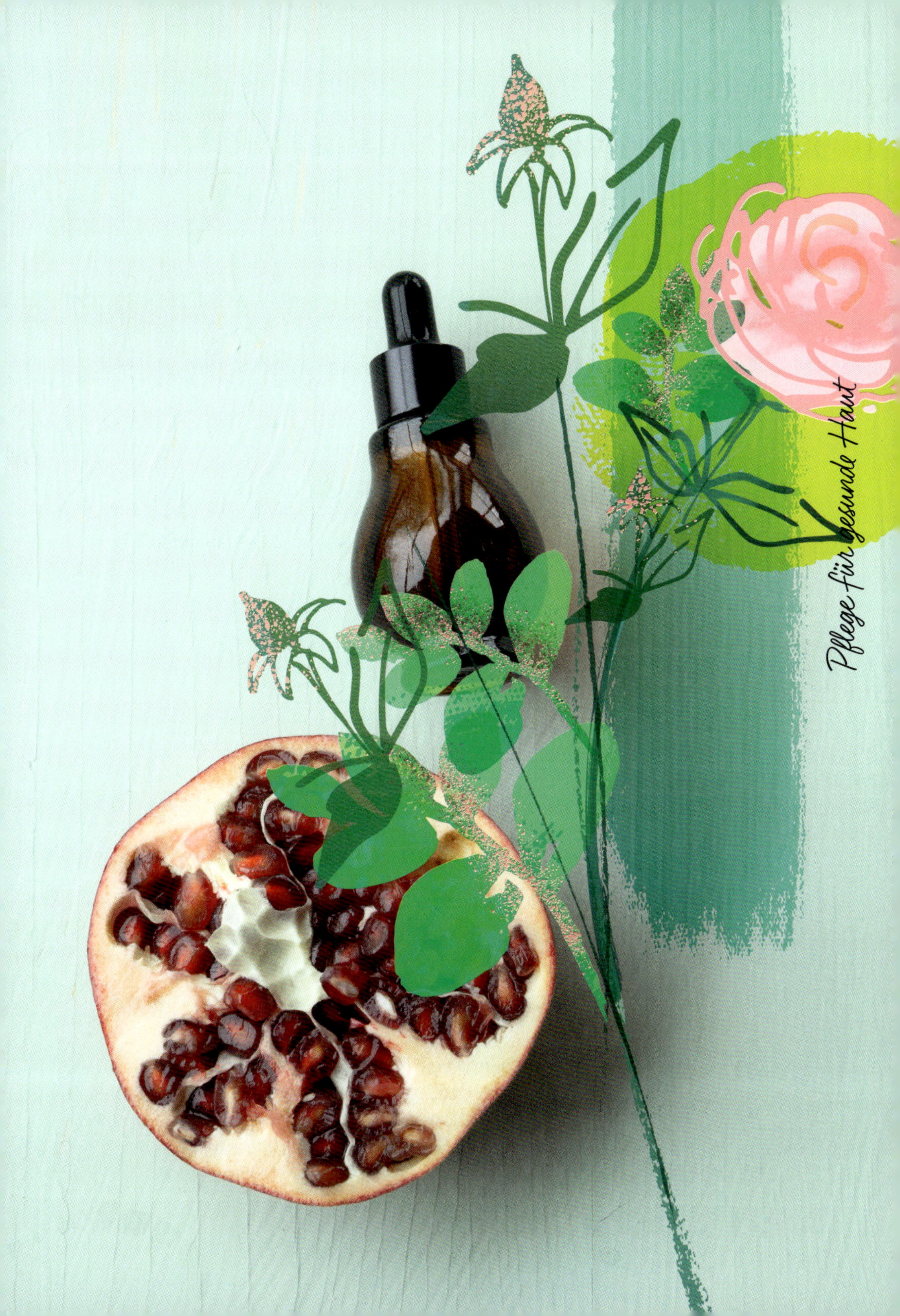
Pflege für gesunde Haut

HAGEBUTTENKERNÖL ZUR HANDMASSAGE

BEI ALTERSFLECKEN UND RISSIGEN NAGELRÄNDERN

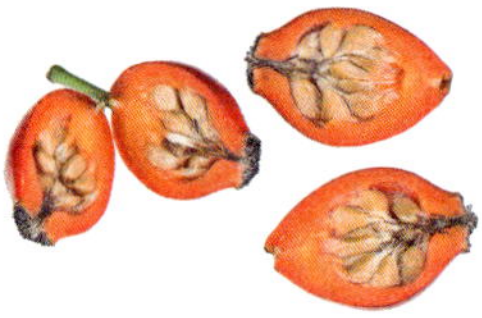

50 ml
HAGEBUTTENKERNÖL

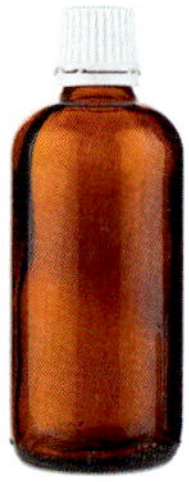

1
BRAUNGLASFLASCHE, 50 ML

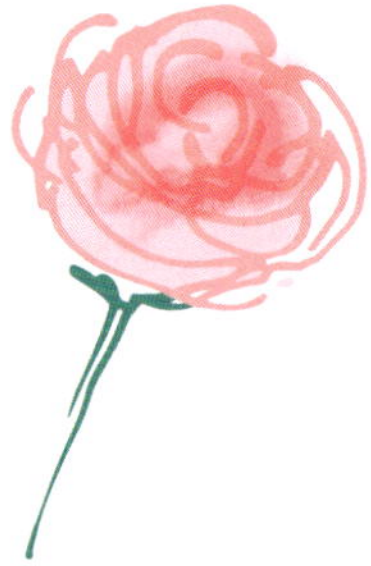

15 TR
ROSENÖL 2 %

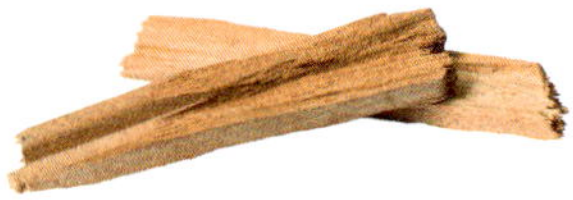

20 TR
SANDELHOLZÖL 8 %

10 ANWENDUNGEN

5 MIN.

ZUM EINREIBEN

Hagebuttenkernöl in die Flasche füllen bzw. 50 ml kaufen. Ätherische Öle dazugeben. Verschließen, gut schütteln. • Öl mind. 3 x pro Woche großzügig auftragen, gut einmassieren. • Rose und Sandelholz pflegen und unterstützen die Regeneration der Haut. • Hagebuttenkernöl ist vorbeugend gut wirksam gegen Altersflecken.

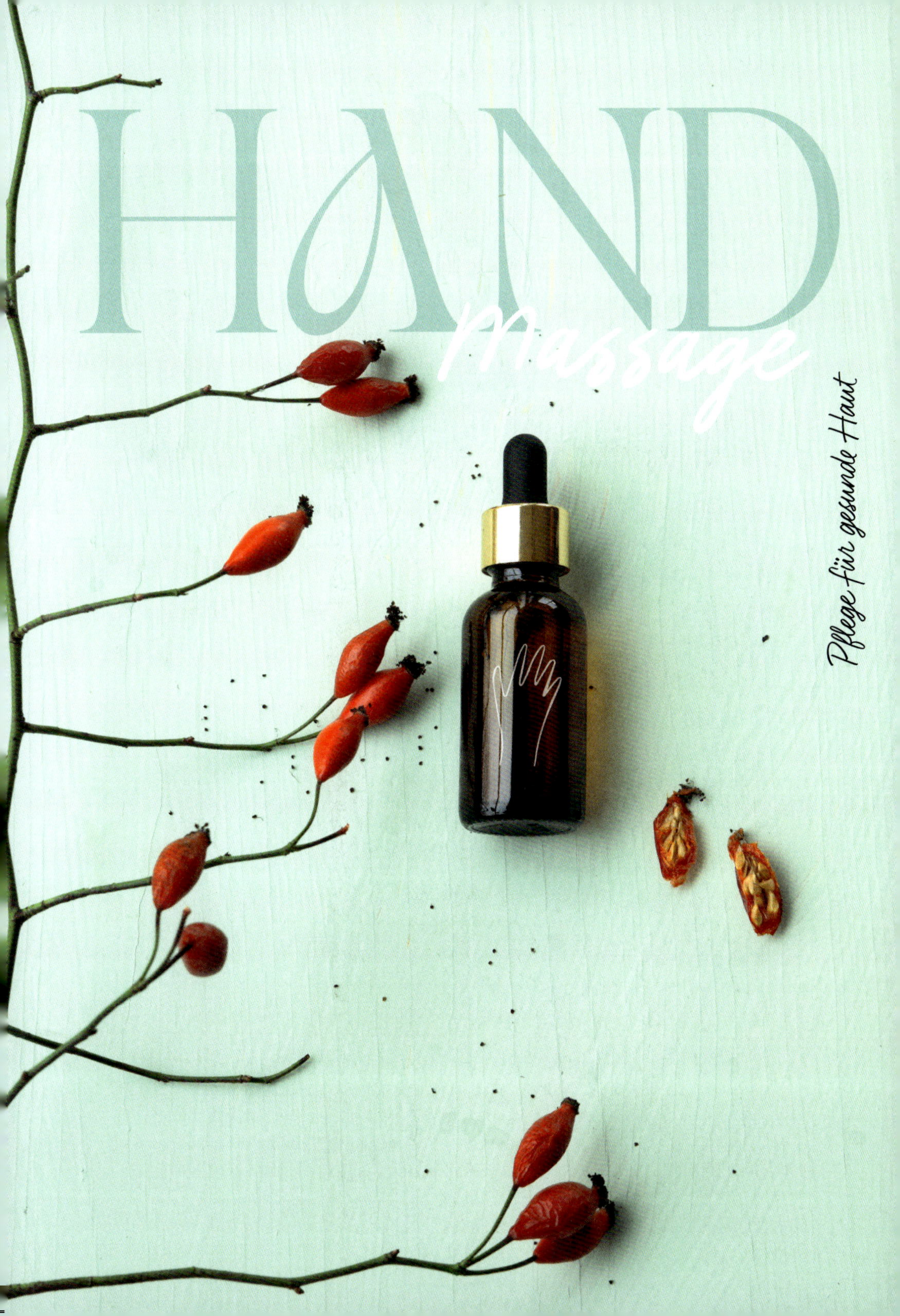
HAND
Massage
Pflege für gesunde Haut

ROSENBALSAM

ZUR REGENERATION VON NARBEN UND LIPPEN

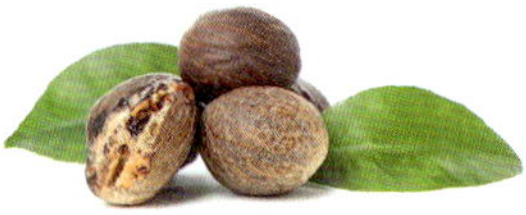

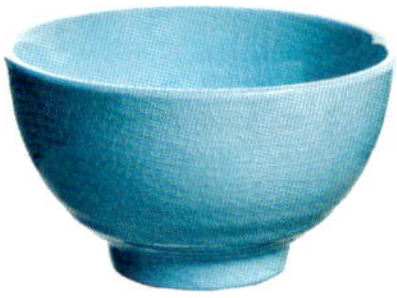

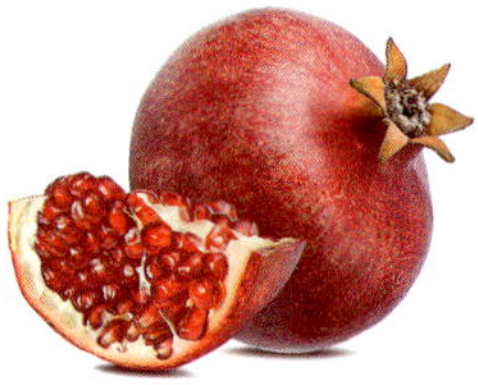

20 g
SHEABUTTER

1 hitzefeste
SCHALE

1,25 g
GRANATAPFELSAMENÖL

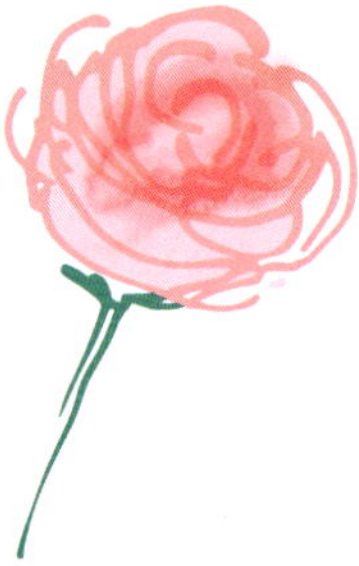

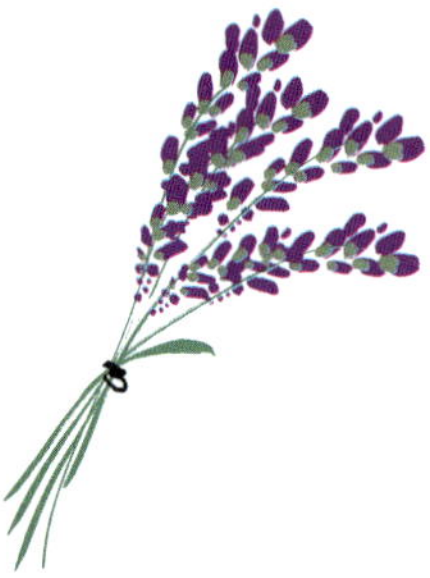

8 TR
ROSENÖL 2 %

5 TR
LAVENDELÖL

50 ANWENDUNGEN

15 MIN.

ZUM AUFTRAGEN

Sheabutter in einer hitzefesten Schale auf einem Wasserbad unter Rühren sanft aufschmelzen, bis die Masse cremig ist. • Vom Wasserbad nehmen, die Öle nacheinander dazugeben. Gut rühren, bis die Masse fest wird. • Balsam auf Narben auftragen und sanft einmassieren. Je älter die Narben, desto kräftiger massieren. Auch zur Pflege von Lippen und Mundwinkeln.

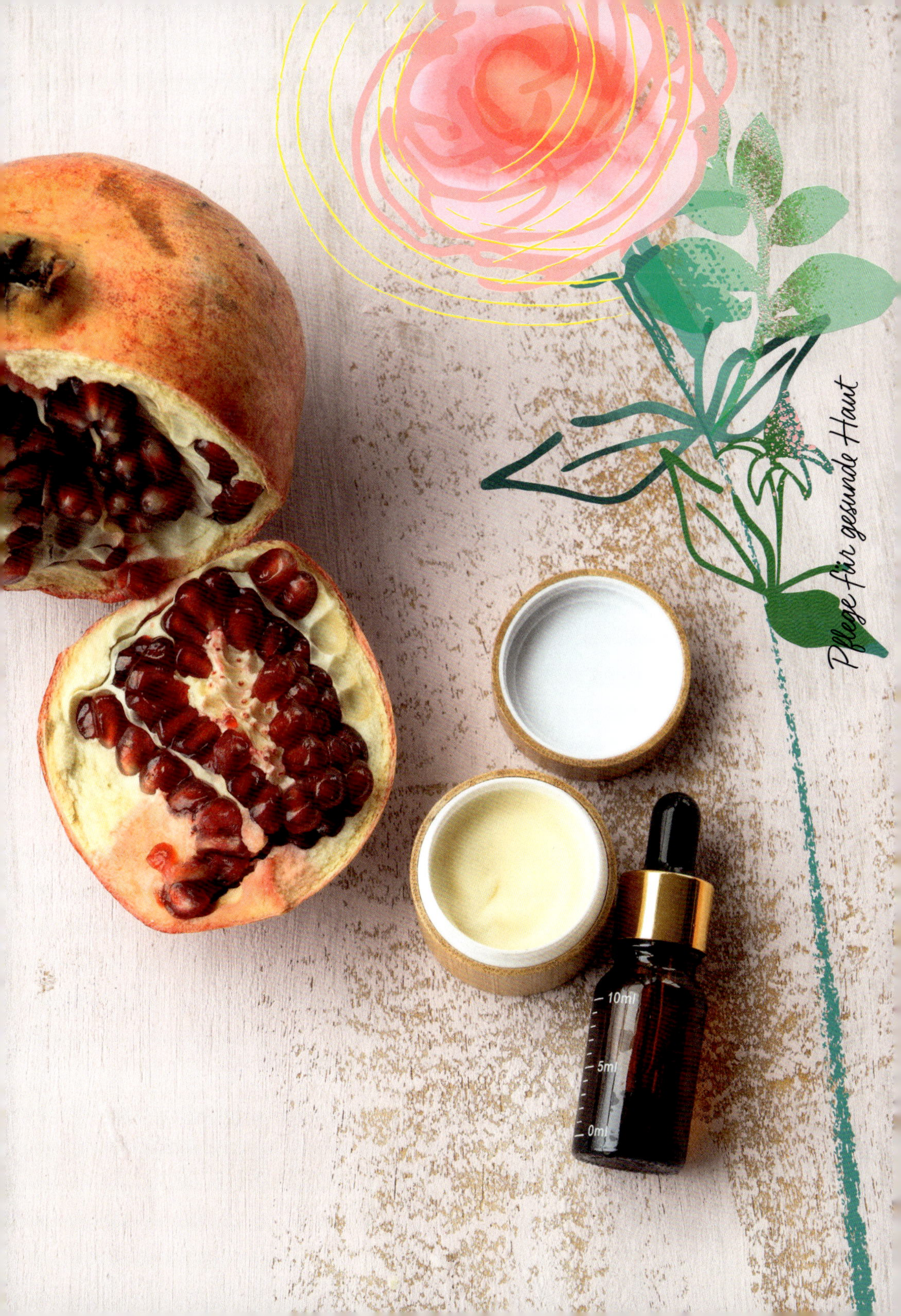
Pflege für gesunde Haut
10ml
5ml
0ml

LIPPENPFLEGE MIT MELISSE

BEI HERPES

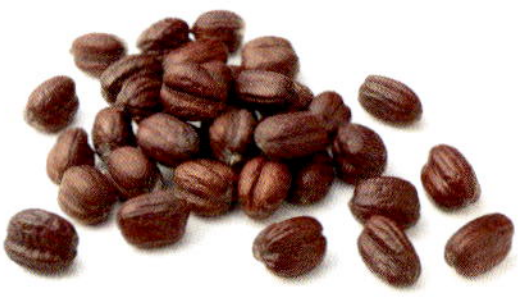

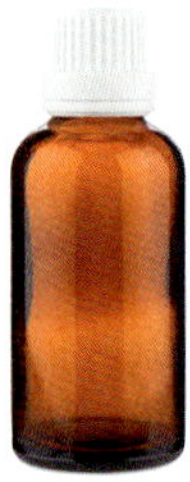

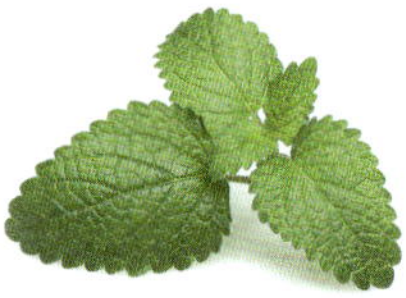

10 ml
JOJOBAÖL

1
BRAUNGLASFLASCHE, 10 ML

8 TR
MELISSENÖL 8 %

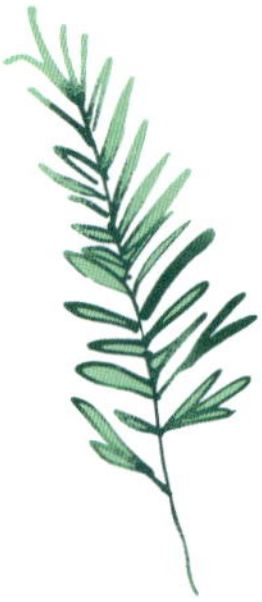

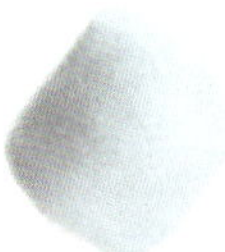

5 TR
TEEBAUMÖL

1
WATTEBAUSCH

20 ANWENDUNGEN

5 MIN.

ZUM AUFTRAGEN

Jojobaöl in die Flasche füllen. • Melisse- und Teebaumöl hineintropfen. • Verschließen und gut schütteln. • Mischung auf einen Wattebausch tropfen. • Lippe mehrmals täglich damit betupfen. Möglichst gleich beim ersten Kribbeln anwenden. Beide Öle pflegen die Haut und sind bewährt bei Herpes.

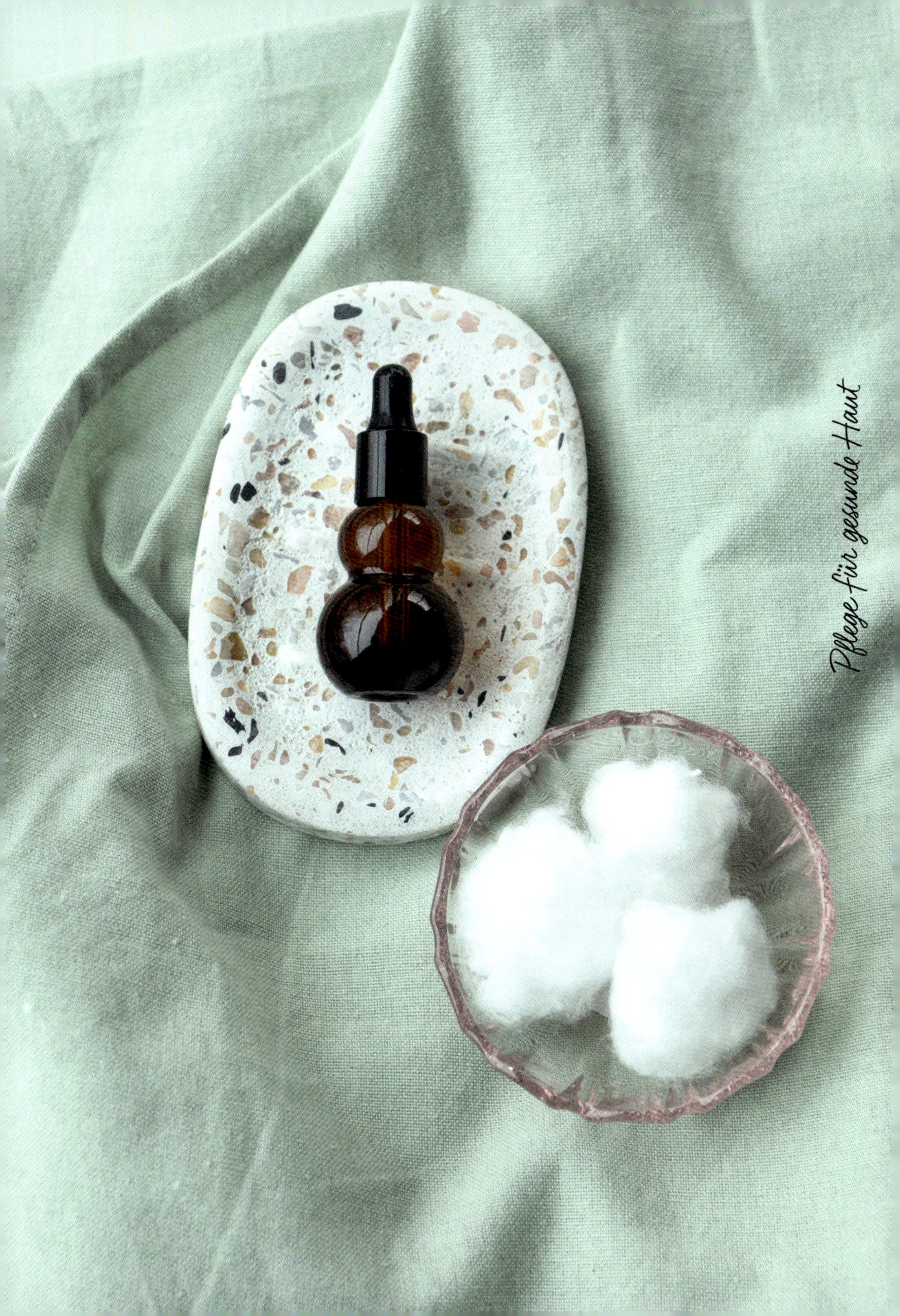
Pflege für gesunde Haut

FUSSPFLEGE MIT MANUKA

BEI FUSSPILZ

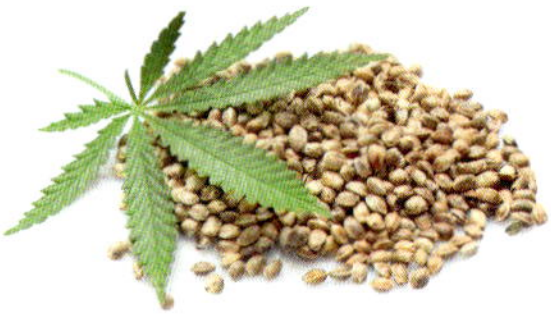

50 ml
HANFÖL

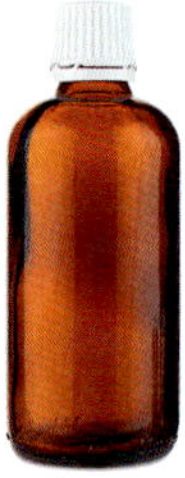

1
BRAUNGLASFLASCHE, 50 ML

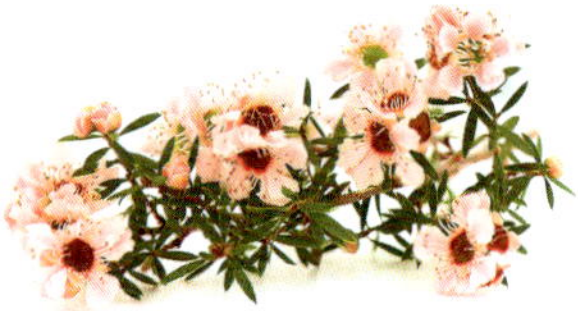

10 TR
MANUKAÖL

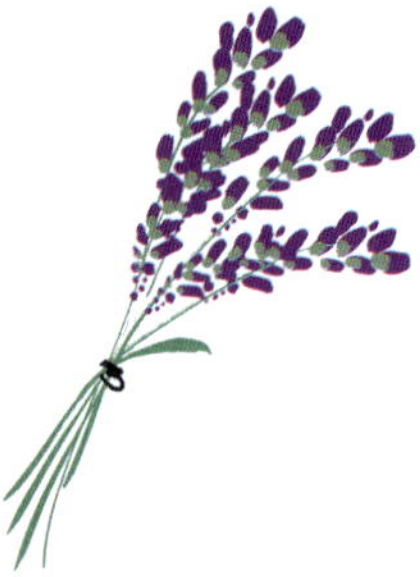

8 TR
LAVENDELÖL

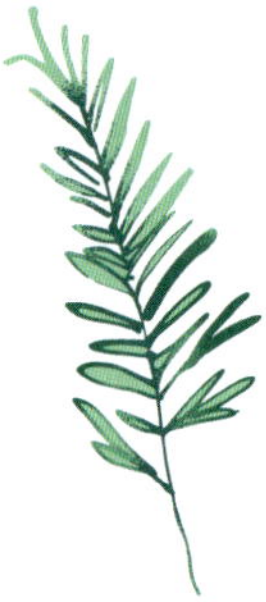

12 TR
TEEBAUMÖL

20 ANWENDUNGEN

5 MIN.

ZUM AUFTRAGEN

Hanföl in die Flasche füllen bzw. 50 ml kaufen. Ätherische Öle dazugeben. Verschließen und gut schütteln. • Die betroffenen Bereiche 2 x täglich mit der Mischung betupfen und immer gut einziehen lassen. • Wichtig: Mischung nicht zu dick auftragen, sonst könnten schwitzige Füße entstehen.

Fuss pflege

Pflege für gesunde Haut

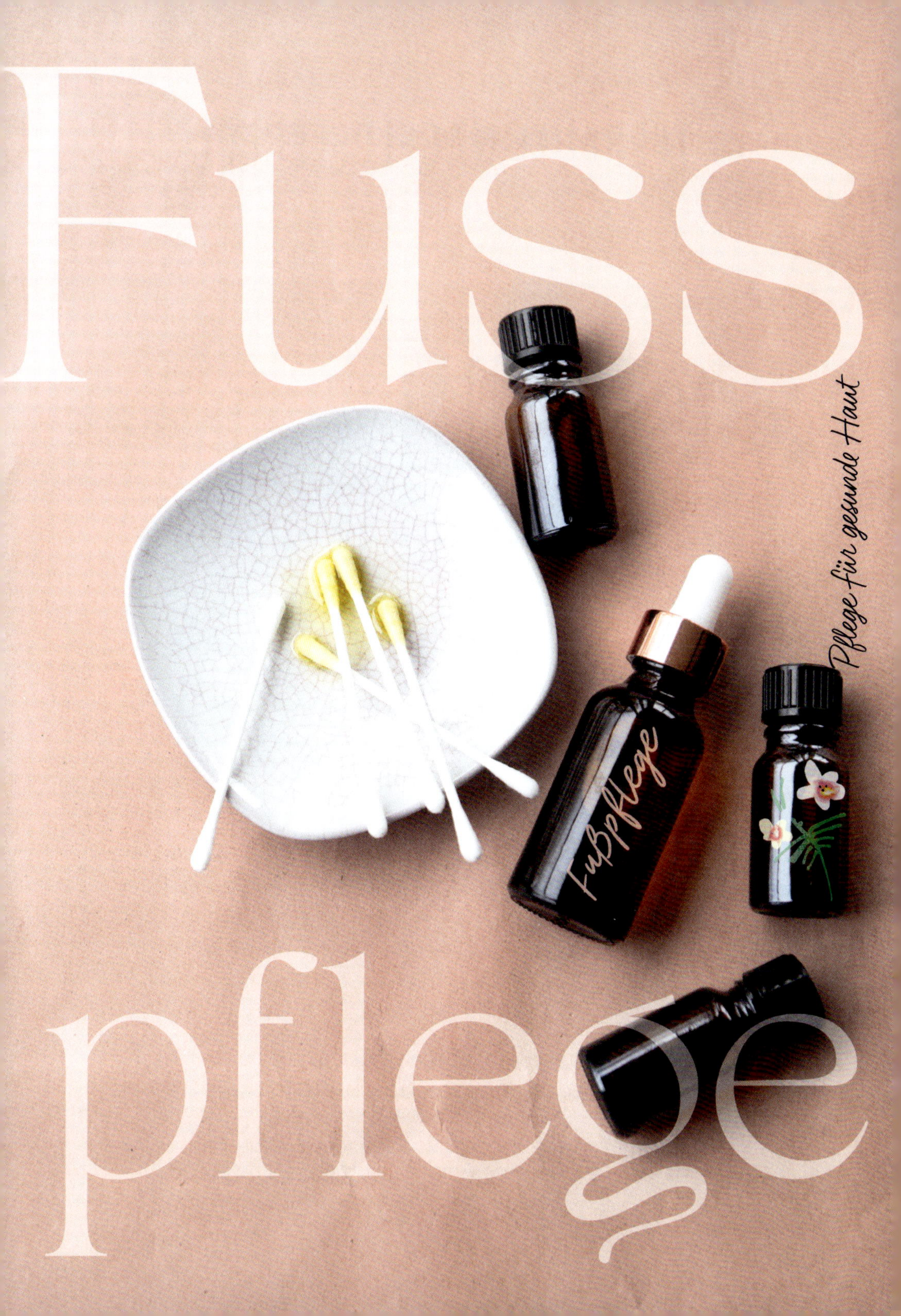

TEEBAUM-NAGELPFLEGEÖL

BEI NAGELPILZ

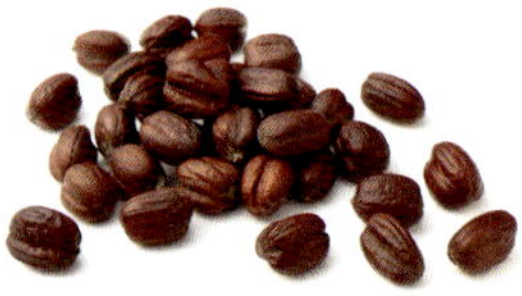
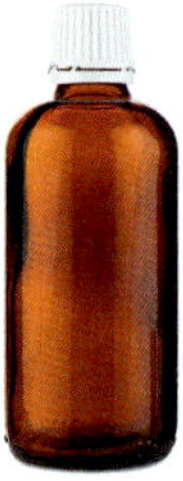
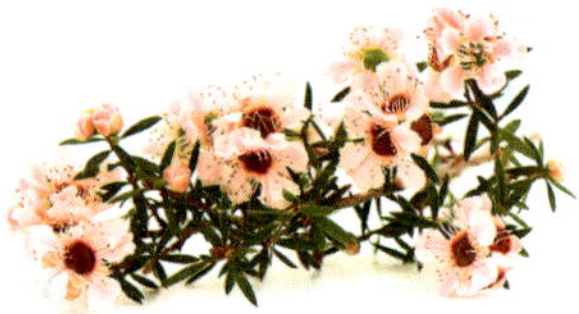

50 ml JOJOBAÖL — *1* BRAUNGLASFLASCHE, 50 ML — *10 TR* MANUKAÖL

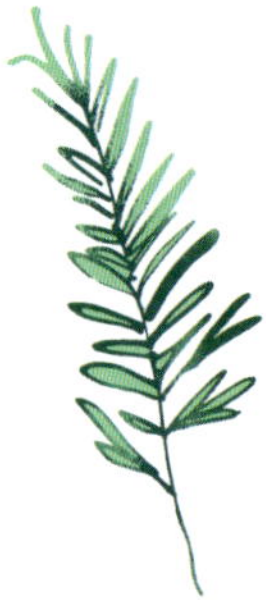

20 TR TEEBAUMÖL

30 ANWENDUNGEN

5 MIN.

ZUM AUFTRAGEN

Jojobaöl in die Flasche füllen bzw. 50 ml kaufen. Ätherische Öle dazugeben. Verschließen, gut schütteln. • Betroffene Bereiche schon bei den ersten Anzeichen 2 x täglich damit betupfen, gut einmassieren. • Gerne zusätzlich 1 x pro Woche durch ein Teebaum-Fußbad ergänzen. Durchführung wie Eukalyptus-Fußbad (Seite 40) mit 5 TR Teebaum- statt Eukalyptusöl.

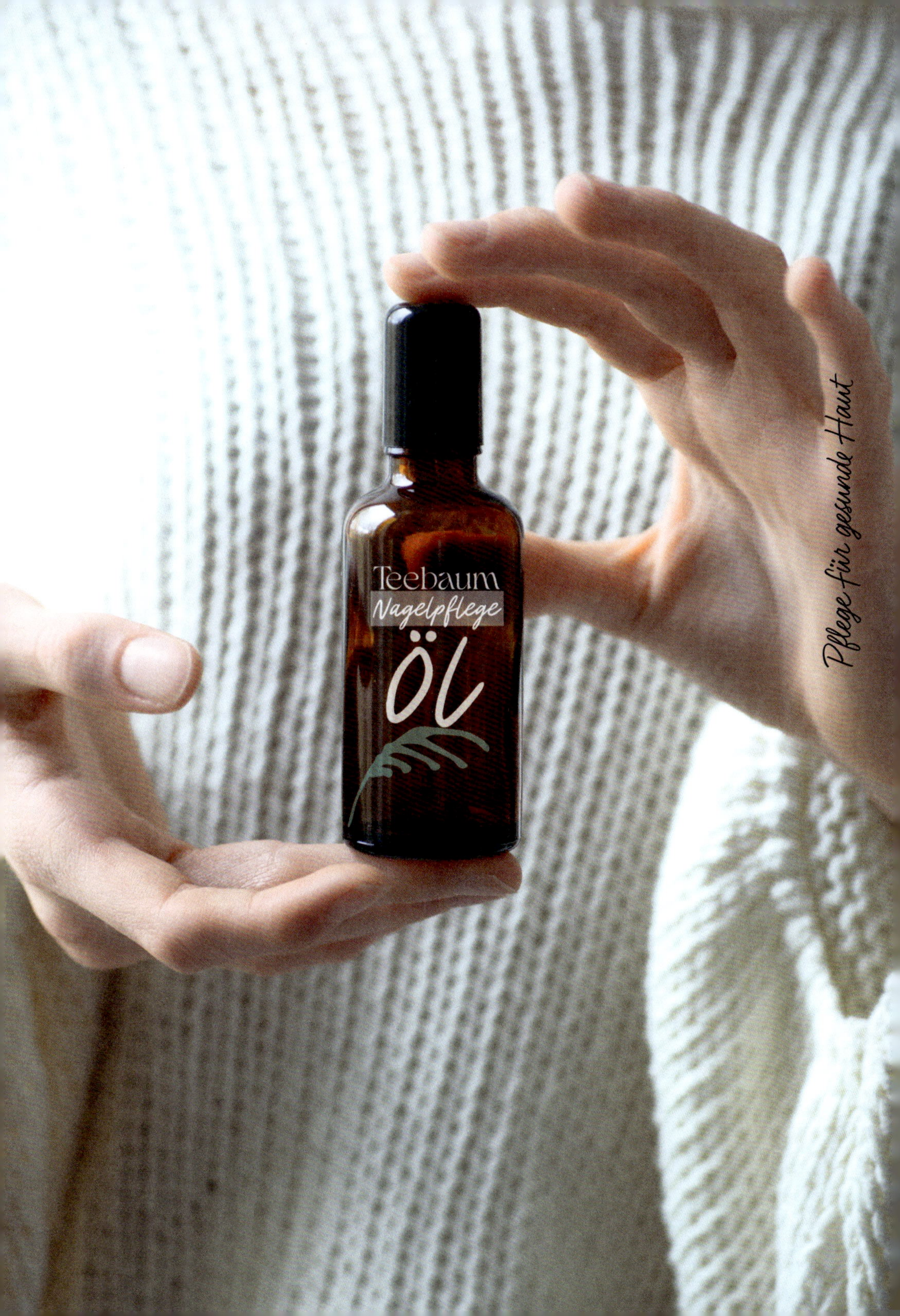
Teebaum
Nagelpflege
Öl
Pflege für gesunde Haut

REZEPTVERZEICHNIS

Quellenverzeichnis der Bildquellen von stock.adobe.com:

S. 22: Braunglasflasche: © stockphoto-graf/stock.adobe.com; Jasmin: © Scisetti Alfio/stock.adobe.com; Mandarine: © bestphotostudio/stock.adobe.com; Majoran: © Tatiana/stock.adobe.com
S. 24: Wasserkocher: © stas_80/stock.adobe.com; Schale: © New Africa/stock.adobe.com; Handtuch: © New Africa/stock.adobe.com
S. 26: Roll-on: © New Africa/stock.adobe.com; Jojoba: © Amy Lv/stock.adobe.com; Nanaminze: © Picture Partners/stock.adobe.com; Majoran: © Tatiana/stock.adobe.com
S. 28: Schale: © Dewins/stock.adobe.com; Wasserkrug: © Coprid/stock.adobe.com; Eiswürfel: © New Africa/stock.adobe.com; Pfefferminze: © Scisetti Alfio/stock.adobe.com; Handtuch: © New Africa/stock.adobe.com
S. 30: Arnika: © Scisetti Alfio/stock.adobe.com; Braunglasflasche: © stockphoto-graf/stock.adobe.com; Rosmarin: © margo555/stock.adobe.com; Grapefruit: © supamas/stock.adobe.com
S.32: Arnika: © Scisetti Alfio/stock.adobe.com; Braunglasflasche: © stockphoto-graf/stock.adobe.com; Wacholder: © emberiza/stock.adobe.com; Rosmarin: © margo555/stock.adobe.com; Cajeput: © spline_x/stock.adobe.com
S. 34: Sheabutter: © Atlas/stock.adobe.com; Schale: © Dewins/stock.adobe.com; Wintergrün: © hcast/stock.adobe.com; Majoran: © Tatiana/stock.adobe.com
S. 36: Arnika: © Scisetti Alfio/stock.adobe.com; Wintergrün: © hcast/stock.adobe.com; Rosmarin: © margo555/stock.adobe.com; Roll-on: © New Africa/stock.adobe.com
S. 38: Sandelholz: © Amy Lv/stock.adobe.com; Mullkompressen: © Nisit/stock.adobe.com; Handtuch: © New Africa/stock.adobe.com
S. 40: Handtuch: © nndanko/stock.adobe.com; Wasserkocher: © stas_80/stock.adobe.com; Wanne: © Mustafa Sen/stock.adobe.com; Kaffeesahne: © kariphoto/stock.adobe.com
S. 42:Braunglasflasche: © stockphoto-graf/stock.adobe.com; Kardamom: © Ursa Studio/stock.adobe.com; Mandarine: © bestphotostudio/stock.adobe.com
S. 44: Bitterorange: © Alexey Kopytko/stock.adobe.com; Sandelholz: © Amy Lv/stock.adobe.com; Duftlampe: © New Africa/stock.adobe.com
S. 46: Aprikosen: © Richard Oechsner/stock.adobe.com; Braunglasflasche: © stockphoto-graf/stock.adobe.com; Neroli: © photohampster/stock.adobe.com
S. 48: Schale: © Dewins/stock.adobe.com; Wasserkocher: © stas_80/stock.adobe.com; Neroli: © photohampster/stock.adobe.com; Handtuch: © New Africa/stock.adobe.com
S. 50: Bergamotte: © Pixel-Shot/stock.adobe.com; Orange: © Olesia/stock.adobe.com; Neroli: © photohampster/stock.adobe.com; Duftlampe: © New Africa/stock.adobe.com
S. 52: Mandarine: © bestphotostudio/stock.adobe.com; Sandelholz: © Amy Lv/stock.adobe.com; Roll-on: © New Africa/stock.adobe.com
S. 54: Bananen: © Yeti Studio/stock.adobe.com; Spinat: © New Africa/stock.adobe.com; Orangensaft: © innafoto2017/stock.adobe.com; Hafersahne: © baibaz/stock.adobe.com; Basilikum: © Dionisvera/stock.adobe.com; Zitrone: © happy_author/stock.adobe.com
S. 56: Sprühflasche: © udomsook/stock.adobe.com; Alkohol: © Виктор Рак/stock.adobe.com; Zitrone: © happy_author/stock.adobe.com; Limette: © azure/stock.adobe.com; Grapefruit: © supamas/stock.adobe.com
S. 58: Zitrone: © happy_author/stock.adobe.com; Grapefruit: © supamas/stock.adobe.com; Duftlampe: © New Africa/stock.adobe.com
S. 60: Zedern: © margo555/stock.adobe.com; Neroli: © photohampster/stock.adobe.com; Bitterorange: © Alexey Kopytko/stock.adobe.com; Duftlampe: © New Africa/stock.adobe.com
S. 62: Handtuch: © nndanko/stock.adobe.com; Wanne: © Mustafa Sen/stock.adobe.com; Wasserkocher: © stas_80/stock.adobe.com; Basilikum: © Dionisvera/stock.adobe.com; Kaffeesahne: © kariphoto/stock.adobe.com
S. 64: Milch: © oriori/stock.adobe.com; Honig: © Nata Studio/stock.adobe.com
S. 66: Mango: © Reena/stock.adobe.com; Rohrzucker: © Elena Odareeva/stock.adobe.com; Kokosmilch: © iprachenko/stock.adobe.com; Agar-Agar: © Вася Фаевич/stock.adobe.com; Limette: © azure/stock.adobe.com
S. 68: Badewanne: © PiyawatNandeenoparit/stock.adobe.com; Kaffeesahne: © kariphoto/stock.adobe.com
S. 70: Sprühflasche: © udomsook/stock.adobe.com; Alkohol: © Виктор Рак/stock.adobe.com; Cistrose: © photohampster/stock.adobe.com; Zedern: © margo555/stock.adobe.com
S. 72: Sprühflasche: © udomsook/stock.adobe.com; Alkohol: © Виктор Рак/stock.adobe.com; Zitronenmyrte: © spline_x/stock.adobe.com; Zitrone: © happy_author/stock.adobe.com; Zedern: © margo555/stock.adobe.com
S. 74: Ravintsara: © cynoclub/stock.adobe.com; Zitrone: © happy_author/stock.adobe.com; Duftlampe: © New Africa/stock.adobe.com
S. 76: Schale: © New Africa/stock.adobe.com; Salz: © Mara Zemgaliete/stock.adobe.com; Wasserkocher: © stas_80/stock.adobe.com; Handtuch: © nndanko/stock.adobe.com
S. 78: Schale: © New Africa/stock.adobe.com; Salz: © Mara Zemgaliete/stock.adobe.com; Pfefferminze: © Scisetti Alfio/stock.adobe.com; Wasserkocher: © stas_80/stock.adobe.com; Handtuch: © nndanko/stock.adobe.com
S. 80: Schale: © Dewins/stock.adobe.com; Sheabutter: © Atlas/stock.adobe.com; Angelikawurzel: © Scisetti Alfio/stock.adobe.com; Majoran: © Tatiana/stock.adobe.com
S. 82: Braunglasflasche: © stockphoto-graf/stock.adobe.com

S. 84: Honig: © Nata Studio/stock.adobe.com; Wasserkocher: © stas_80/stock.adobe.com; Zitronensaft: © Africa Studio/stock.adobe.com; Zimt: © ange1011/stock.adobe.com
S. 86: Ravintsara: © cynoclub/stock.adobe.com; Honig: © Nata Studio/stock.adobe.com
S. 88: Nanaminze: © Picture Partners/stock.adobe.com; Ravintsara: © cynoclub/stock.adobe.com; Braunglasflasche: © MAXSHOT_PL/stock.adobe.com; Salz: © Mara Zemgaliete/stock.adobe.com
S. 90: Braunglasflasche: © stockphoto-graf/stock.adobe.com; Hanfsamen: © Africa Studio/stock.adobe.com; Sanddorn: © maxsol7/stock.adobe.com; Limette: © azure/stock.adobe.com; Kardamom: © Ursa Studio/stock.adobe.com; Pfefferminze: © Scisetti Alfio/stock.adobe.com
S. 92: Hanfsamen: © Africa Studio/stock.adobe.com; Braunglasflasche: © stockphoto-graf/stock.adobe.com; Cajeput: © spline_x/stock.adobe.com; Zirbelkiefer: © Alfred Tschager/stock.adobe.com
S. 94: Handtuch: © nndanko/stock.adobe.com; Wanne: © Mustafa Sen/stock.adobe.com; Wasserkocher: © stas_80/stock.adobe.com; Kaffeesahne: © kariphoto/stock.adobe.com; Oregano: © margo555/stock.adobe.com
S. 96: Grapefruit: © supamas/stock.adobe.com; Kiefernnadel: © ihorhvozdetskiy/stock.adobe.com; Zedern: © margo555/stock.adobe.com; Zirbelkiefer: © Alfred Tschager/stock.adobe.com; Duftlampe: © New Africa/stock.adobe.com
S. 98: Grapefruit: © supamas/stock.adobe.com; Mandarine: © bestphotostudio/stock.adobe.com; Tonkabohnen: © photocrew/stock.adobe.com; Agavendicksaft: © Moving Moment/stock.adobe.com; Orangensaft: © innafoto2017/stock.adobe.com; Tonic Wasser: © ILYA AKINSHIN/stock.adobe.com
S. 100: Kühlkompresse: © euthymia/stock.adobe.com Küchentuch: © Avocado_studio/stock.adobe.com
S. 102: Wattebausch: © New Africa/stock.adobe.com
S. 103: Braunglasflasche: © MAXSHOT_PL/stock.adobe.com; Wattebausch: © New Africa/stock.adobe.com
S. 104: Lavendel: © Ruckszio/stock.adobe.com
S. 106: Nachtkerze: © Scisetti Alfio/stock.adobe.com; Braunglasflasche: © stockphoto-graf/stock.adobe.com; Cistrose: © photohampster/stock.adobe.com
S. 108: Rose: © didka/stock.adobe.com
S. 109: Lavendel: © Ruckszio/stock.adobe.com
S. 110: Granatapfel: © Ekaterina/stock.adobe.com; Braunglasflasche: © stockphoto-graf/stock.adobe.com
S. 112: Hagebutten: © KPixMining/stock.adobe.com; Braunglasflasche: © stockphoto-graf/stock.adobe.com; Sandelholz: © Amy Lv/stock.adobe.com
S. 114: Schale: © Dewins/stock.adobe.com; Sheabutter: © Atlas/stock.adobe.com; Granatapfel: © Ekaterina/stock.adobe.com
S. 116: Jojoba: © Amy Lv/stock.adobe.com; Braunglasflasche: © stockphoto-graf/stock.adobe.com; Melisse: © mates/stock.adobe.com; Wattebausch: © New Africa/stock.adobe.com
S. 118: Hanfsamen: © Africa Studio/stock.adobe.com; Braunglasflasche: © stockphoto-graf/stock.adobe.com; Manuka: © wasanajai/stock.adobe.com
S. 120: Jojoba: © Amy Lv/stock.adobe.com; Braunglasflasche: © stockphoto-graf/stock.adobe.com; Manuka: © wasanajai/stock.adobe.com

Empfehlungen von Susanna Färber

Naturdüfte und Produkte für die Aromatherapie:

Ätherische Öle in Bio- und Demeter-Qualität, Bio-Raumdüfte, zertifizierte Bio-Parfums, Duftgeräte u. a. m.:	TAOASIS Natur Duft Manufaktur GmbH Am Duftgarten 1, 32791 Lage	www.taoasis.com

Seminare zum Thema Aromatherapie:

Akademie der Düfte e. V.	Bärenkamp 27a, 32805 Horn-Bad Meinberg	www.duftakademie.de

Firmenunabhängige Informationen:

Bündnis mehrerer Vereine für die Förderung, den Schutz und die Verbreitung von Aromatherapie, Aromapflege und Aromakultur:	www.aromaalliance.org

Für Pflanzenliebhaber echter aromatischer Pflanzen:

Bioland-Rosenschule Ruf	Syringa Duftpflanzen und Kräuter	info@syringa-pflanzen.de
Zum Sauerbrunnen 35, 61231 Bad Nauheim-Steinfurth www.rosenschule-ruf.de	Bachstraße 7 (Büro), Untere Gräben (Gärtnerei), D-78247 Binningen	

Beispiele für Studien zum Thema Düfte (Stand: 08.02.2024):

Wissenschaftler haben in einer Studie verglichen, wie gut Pfefferminzöl 10%ig, auf die Haut aufgetragen, gegen Spannungskopfschmerzen wirkt. Dabei stellten sie fest, dass die Wirkung vergleichbar mit dem Schmerzmittel Paracetamol ist.

Göbel H, Heinze A, Heinze-Kuhn K, Göbel A, Göbel C. Oleum menthae piperitae (Pfefferminzöl) in der Akuttherapie des Kopfschmerzes vom Spannungstyp. Schmerz. 2016 Jun;30(3):295–310. pubmed.ncbi.nlm.nih.gov/27106030/

Bei Migräne gibt es eine Studie aus dem Iran, die den Einsatz von Lavendelöl als signifikant wirksam zeigt.

Sasannejad P, Saeedi M, Shoeibi A, Gorji A, Abbasi M, Foroughipour M. Lavender essential oil in the treatment of migraine headache: a placebo-controlled clinical trial. Eur Neurol. 2012;67(5):288–91. pubmed.ncbi.nlm.nih.gov/22517298

In 30 Einzelstudien wurde untersucht, ob sich Naturdüfte im Klassenzimmer auswirken auf die Faktoren Motivation, Konzentration und Aggression. An 799 Schülern zeigen die Ergebnisse eine deutliche Verbesserung der Parameter und auch eine Verbesserung der Stimmung in der Klasse. Axel Meyer: Dufte Schule. Leichter lernen mit Duft-Essenzen, Kösel 2010

Eine Untersuchung bei Krankenschwestern bzgl. Stresssymptomen brachte interessante Ergebnisse. Die Probandinnen trugen kleine Fläschchen am Revers, die Hälfte mit verdünntem Lavendelöl und die Kontrollgruppe ohne Inhalt. Die typischen Stresssymptome nahmen bei den Probandinnen mit Lavendelöl signifikant von 6,1 auf 2,8 ab, während bei der Placebogruppe kein positiver Effekt zu beobachten war: Rückgang von 5,6 auf 5,8. Chen MC, Fang SH, Fang L. The effects of aromatherapy in relieving symptoms related to job stress among nurses. Int J Nurs Pract. 2015 Feb;21(1):87–93. pubmed.ncbi.nlm.nih.gov/24238073

Bibliografische Information der Deutschen Nationalbibliothek
Die Deutsche Nationalbibliothek verzeichnet diese Publikation in der Deutschen Nationalbibliografie; detaillierte bibliografische Daten sind im Internet über http://dnb.d-nb.de abrufbar.

Programmplanung: Katja Liese, Celestina Filbrandt
Projektmanagement: Elisa Salemi
Redaktion: Ursula Brunn-Steiner, Vaihingen/Enz
Bildredaktion: Christoph Frick, Marie Crämer
Umschlaggestaltung: © Thieme
Layout: CYCLUS · Visuelle Kommunikation, Stuttgart
Konzeption Layout Rezeptseiten: Daniela Sonntag

Bildnachweis:
Covermotiv und Bild S. 3: © D. Sonntag/Thieme unter Verwendung folgender Bilder:
Rose: © didka/stock.adobe.com;
Granatapfel: © ilietus/stock.adobe.com;
Flasche: © Ivaylo/stock.adobe.com
Autorinnenfoto: Bildarchiv Akademie der Düfte e.V.
Rezeptfotos, Zeichnungen und Grafiken: © D. Sonntag/Thieme
Adobe-Stock-Bilder: S. 13 © iuliia_n/stock.adobe.com; S. 15 © progressman/stock.adobe.com; S. 16 © Pixel-Shot/stock.adobe.com - Stock photo. Posed by a model
Zutatenfotos: stock.adobe.com (ausführliches Quellenverzeichnis auf S. 124–125)
Die abgebildeten Personen haben in keiner Weise etwas mit dem Thema zu tun.

1. Auflage 2024

TRIAS Verlag in Georg Thieme Verlag KG
Rüdigerstraße 14, 70469 Stuttgart, Germany
www.trias-verlag.de

Satz und Repro: Fotosatz Buck, Kumhausen
Druck: AZ Druck und Datentechnik GmbH, Kempten

Gedruckt auf chlorfrei gebleichtem Papier
Printed in Germany

ISBN 978-3-432-11798-0
Auch erhältlich als E-Book:
eISBN (ePDF) 978-3-432-11799-7

1 2 3 4 5 6

MIX
Papier | Fördert gute Waldnutzung
FSC® C008457

Wichtiger Hinweis: Wie jede Wissenschaft ist die Medizin ständigen Entwicklungen unterworfen. Forschung und klinische Erfahrung erweitern unsere Erkenntnisse. Ganz besonders gilt das für die Behandlung und die medikamentöse Therapie. Bei allen in diesem Werk erwähnten Dosierungen oder Applikationen, bei Rezepten und Übungsanleitungen, bei Empfehlungen und Tipps dürfen Sie darauf vertrauen: Autoren, Herausgeber und Verlag haben große Sorgfalt darauf verwandt, dass diese Angaben dem Wissensstand bei Fertigstellung des Werkes entsprechen. Rezepte werden gekocht und ausprobiert. Übungen und Übungsreihen haben sich in der Praxis erfolgreich bewährt.
Eine Garantie kann jedoch nicht übernommen werden. Eine Haftung des Autors, des Verlags oder seiner Beauftragten für Personen-, Sach- oder Vermögensschäden ist ausgeschlossen.
Marken, geschäftliche Bezeichnungen oder Handelsnamen werden nicht in jedem Fall besonders kenntlich gemacht. Aus dem Fehlen eines solchen Hinweises kann nicht geschlossen werden, dass es sich um einen freien Handelsnamen handelt.

Wo datenschutzrechtlich erforderlich, wurden die Namen und weitere Daten von Personen redaktionell verändert (Tarnnamen). Dies ist grundsätzlich der Fall bei Patient*innen, ihren Angehörigen und Freund*innen, z. T. auch bei weiteren Personen, die z. B. in die Behandlung von Patient*innen eingebunden sind.
Thieme Publikationen streben nach einer fachlich korrekten und unmissverständlichen Sprache. Dabei lehnt Thieme jeden Sprachgebrauch ab, der Menschen beleidigt oder diskriminiert, beispielsweise aufgrund einer Herkunft, Behinderung oder eines Geschlechts. Thieme wendet sich zudem gleichermaßen an Menschen jeder Geschlechtsidentität. Die Thieme Rechtschreibkonvention nennt Autor*innen mittlerweile konkrete Beispiele, wie sie alle Lesenden gleichberechtigt ansprechen können. Die Ansprache aller Menschen ist ausdrücklich auch dort intendiert, wo im Text (etwa aus Gründen der Leseleichtigkeit, des Text-Umfangs oder des situativen Stil-Empfindens) z. B. nur ein generisches Maskulinum verwendet wird.

Unsere Umwelt ist uns wichtig!
Papier aus nachhaltigen und kontrollierten Quellen
Druck in Deutschland mit kurzen Lieferwegen
Druckereien mit hohen Ansprüchen an Ökologie